Bernd Blobel

Datenschutz in medizinischen Informationssystemen

DUD-Fachbeiträge

herausgegeben von Karl Rihaczek, Paul Schmitz, Herbert Meister

Lieferbare Titel der Reihe sind:

Bernd Blobel (Hrsg.)

Datenschutz in medizinischen Informationssystemen

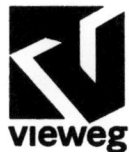

vieweg

Die Deutsche Bibliothek – CIP-Einheitsaufnahme

Datenschutz in medizinischen Informationssystemen /
Bernd Blobel (Hrsg.). – Braunschweig; Wiesbaden:
Vieweg, 1995
   (DuD-Fachbeiträge; 23)
   ISBN 978-3-528-05517-2

NE: Blobel, Bernd [Hrsg.]; GT

Das in diesem Buch enthaltene Programm-Material ist mit keiner Verpflichtung oder
Garantie irgendeiner Art verbunden. Der Autor, die Herausgeber und der Verlag übernehmen infolgedessen keine Verantwortung und werden keine daraus folgende oder
sonstige Haftung übernehmen, die auf irgendeine Art aus der Benutzung dieses Pro-
gramm-Materials oder Teilen davon entsteht.

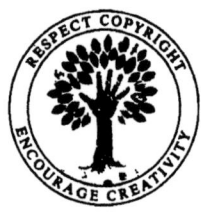

Gedruckt auf säurefreiem Papier

ISBN 978-3-528-05517-2   ISBN 978-3-663-14189-1 (eBook)
DOI 10.1007/978-3-663-14189-1

Vorwort

Die Bemühungen um Strukturveränderungen im Gesundheitswesen vieler Länder zur Sicherung des Versorgungsauftrages bei gleichzeitiger Dämpfung der Kostenexplosion erfordern eine optimale Gestaltung der informationellen Prozesse. Mit der Schaffung der kommunikativen Infrastruktur im Gesundheitswesen, mit der informationslogistischen Begleitung der arbeitsteiligen Prozesse in der medizinischen Versorgung und der daraus resultierenden Realisierung strukturübergreifend kooperierender Informationssysteme ergeben sich sehr hohe Anforderungen zur Gewährleistung von Datensicherheit und Datenschutz in medizinischen Informationssystemen.

Mit dem internationalen Workshop „Datenschutz in medizinischen Informationssystemen", der am 13. und 14. Februar 1995 in Magdeburg stattgefunden hat, wurde das Ziel verfolgt, erstmals einen vorbehaltlosen Erfahrungs-, Argumentations- und Wissensaustausch zwischen Ärzten, Juristen, Datenschützern, Medizininformatikern und der Politik zu organisieren.

Um dem ubiquitär auftretenden Problem von Datensicherheit und Datenschutz Rechnung zu tragen, sollte der Tagungsband für breite Schichten der letztendlich betroffenen Bevölkerung als Buch verfügbar gemacht werden.

Die Beiträge namhafter Vertreter der verschiedenen Disziplinen geben auch dem interessierten Laien die Möglichkeit, die Sensibilität und Differenziertheit der Datensicherheitsproblematik im Umfeld des Gesundheits- und Sozialwesens zu erfassen. Zur Unterstützung dieses Anliegens wurden die Texte einheitlich aufbereitet sowie die englischen Artikel ins Deutsche übersetzt. Außerdem wurde ein Sachwortverzeichnis erstellt. Aufgrund der Interdisziplinarität der Autoren sowie der Dynamik in der Technologie und noch unzureichender Standardisierung in der Terminologie des Gegenstandes waren dem Bestreben nach Homogenisierung der Darstellung jedoch Grenzen gesetzt.

Die mühevollen Vorarbeiten bei der Erstellung des Manuskriptes für den vorliegenden Band wären ohne „hilfreiche Geister" nicht zu bewältigen gewesen. In diesem Sinne bin ich den Institutskollegen sowie den Mitarbeitern meiner Abteilung zu tiefem Dank verpflichtet. Besonderer Dank und hohe Anerkennung gebührt meinen Mitarbeiterinnen Frau Silke Ribal und Frau Elke Burger für die ebenso fleißige wie umsichtige Bearbeitung der Vortragsmanuskripte und Vorlagen.

Schließlich danke ich dem Verlag Vieweg für die verständnisvolle Zusammenarbeit und für die Herausgabe des Bandes.

Magdeburg, im Mai 1995   Bernd Blobel

Danksagung

Die Organisatoren und Teilnehmer des Internationalen Workshops „Datenschutz in medizinischen Informationssystemen" sind folgenden Unternehmen bzw. Organisationen für die erwiesene Unterstützung zu tiefem Dank verpflichtet:

Data-Plan Software GmbH, Dornier GmbH, Hewlett-Packard Deutschland GmbH, IBM Deutschland GmbH, Firma Liske (Magdeburg), MEDOS GmbH, Unternehmensverband Informationssysteme e.V.

Inhaltsverzeichnis

Datensicherheit in Anwendungssystemen

Autorenliste

Sachwortverzeichnis

Grußwort der Landesregierung Sachsen-Anhalts

Gerlinde Kuppe

Meine Damen und Herren,

ein ganz plastisches Beispiel dafür, wie Datenschutz und Datenverarbeitung ideal kombiniert worden sind, ist die Einführung der maschinenlesbaren Krankenversichertenkarte zum 01.01.1995.

Der Patient oder die Patientin hat es im wahrsten Sinne des Wortes in der Hand, was mit den eigenen Daten geschieht. Er oder sie händigt die Karte an die Arztpraxis aus. Die auf ihr verzeichneten Daten werden dort mit speziellen Geräten erfaßt und stehen für das Behandlungsverhältnis und das Abrechnungsverfahren mit den Krankenkassen zur Verfügung.

Es wird damit ausgeschlossen, daß das Personal der Arzt-Praxis die notwendigen Daten bei den Krankenkassen abrufen muß.

Bei anderen Informationssystemen im Gesundheitswesen gestalten sich Datenaustausch und Datenschutz teilweise problematischer.

Der Datenaustausch zwischen Krankenhäusern und Krankenkassen erfolgt beispielsweise weitgehend ohne Mitwirkung der Patienten und Patientinnen. So werden Angaben über Diagnosen und therapeutische Maßnahmen den Krankenkassen automatisch zur Abrechnung übermittelt.

Der Gesetzgeber hat dies aus Gründen der Verfahrenserleichterung ausnahmsweise zugelassen.

Besonders problematisch verhält es sich beim Informationssystem für ein epidemiologisches Krebsregister. Hier ist vorgesehen, daß ohne Zustimmung der Patienten oder Patientinnen Krankheitsdaten an eine Stelle übermittelt werden sollen, die solche Daten lediglich sammelt und für Veröffentlichungen nutzt. Im Unterschied zum vorgenannten Fall hat diese Datenübermittlung keinen unmittelbaren Nutzen für die Erkrankten.

Um so größer waren dann ja auch die Meinungsverschiedenheiten zwischen den medizinischen Fachleuten als Befürworter eines Krebsregisters und den Datenschützern über das Meldeverfahren und die Verarbeitung der gemeldeten Daten.

Das Allgemeininteresse an der Sammlung und Auswertung solcher Daten zur Krebsforschung, und damit zur Krebsbekämpfung, wurde letztendlich als Begründung dafür anerkannt, die Patienten nur eingeschränkt zu beteiligen.

Nach jahrelangem Bemühen ist mit dem Krebsregistergesetz des Bundes vom 04.11.1994 der Weg zur Einführung flächendeckender Krebsregister geebnet worden.

Die Regelung über die Patienten-Beteiligung in diesem Gesetz ist beispielhafter Ausdruck eines Kompromisses zwischen den Belangen medizinischer Forschung und den Interessen des Datenschutzes.

Herausgekommen ist ein Melderecht der Ärzte und Ärztinnen, welche grundsätzlich verpflichtet sind, die Patienten zu unterrichten. Den Patienten wiederum ist ein Widerspruchsrecht eingeräumt worden. Durch Landesgesetz kann allerdings eine Meldepflicht eingeführt werden.

Meine Damen und Herren,

Ende vergangenen Jahres haben die neuen Bundesländer ein Verwaltungsabkommen geschlossen, mit dem das Gemeinsame Krebsregister in Berlin ab 01.01.1995 fortgeführt werden soll. Das Abkommen dient dazu, die Zeit zu überbrücken, bis alle Länder eigene Gesetze erlassen haben. Unbestritten ist der sinnvolle Zweck, das Krebsregister, das auch umfangreiche Daten aus der DDR-Zeit umfaßt, weiterzuführen. Es ist unerläßlich, um Aufschlüsse über die Krebsinzidenz in der Bevölkerung zu erhalten.

Bedauerlicherweise ist jedoch festzustellen, daß seit 1990 die Anzahl der Meldungen an das Krebsregister in Berlin sehr stark zurückgegangen ist. Lagen die Meldequoten 1990 in den neuen Bundesländern noch zwischen 72% und 91% im Verhältnis zur Zeit vor der Wende, so waren 1993 nur noch zwischen 6% und rund 20% an Meldungen zu verzeichnen. Wenn sich diese Tendenz verstärkt, wird die Aussagekraft des Krebsregisters insgesamt in Frage gestellt. Sicherlich ist die Hauptursache dafür darin zu sehen, daß die Strukturen im Gesundheitswesen sich seit der Wende grundlegend verändert haben.

Die höchsten Meldequoten aller neuen Bundesländer hat Sachsen mit 50% im Jahre 1992 und 20% für 1993. Dort ist eine Meldepflicht gesetzlich verankert. Am Beispiel des Gemeinsamen Krebsregisters möchte ich die Bedingungen darstellen, die erfüllt werden müssen, damit ein medizinisches Informationssystem, das auch kostenintensiv ist, unter Einhaltung des Datenschutzes funktionieren kann:

(1) Die meldeberechtigten Personen und Einrichtungen müssen motiviert werden, Informationen an das Krebsregister weiterzuleiten (z.B. durch intensive Werbung seitens der Ärztekammer und der Kassenärztlichen Vereinigung sowie durch ausreichende finanzielle Vergütung für den Meldeaufwand in den Gesundheitseinrichtungen).

(2) Das Verständnis der Bürgerinnen und Bürger für den Sinn und Ablauf des Meldeverfahrens muß über entsprechende Aufklärung geweckt werden.

(3) Das Datenaustausch-Verfahren muß vereinfacht werden, ohne den Datenschutz zu verletzen.

Das Bundeskrebsregistergesetz läßt es zu, durch Landesgesetz abweichende Verfahrensbestimmungen zu erlassen.

In diesem Jahr werden die neuen Bundesländer ihre Bemühungen um einen Mustergesetzentwurf für ein Landeskrebsregistergesetz verstärken. Damit soll erreicht werden, daß möglichst einheitliche Gesetze verabschiedet werden, die auf die Fortführung des Gemeinsamen Krebsregisters ausgerichtet sind und in Einklang mit den Anforderungen des Datenschutzes stehen.

Dazu wünsche ich mir einen fruchtbaren Dialog zwischen den in der Verwaltung tätigen medizinischen und juristischen Fachleuten auf der einen Seite und den Landesbeauftragten für den Datenschutz auf der anderen Seite, damit das Meldeverfahren für das Krebsregister möglichst effektiv gestaltet wird.

Schon aus dieser kurzen Darstellung verschiedener Informationssysteme auf medizinischen Gebieten aus meinem Verantwortungsbereich wird deutlich, daß der Datenschutz in sehr unterschiedlicher Weise zu verwirklichen ist.

In unserem Staat und in unserer Gesellschaft mit ihren vielfältigen Problemen und komplizierten Verflechtungen für die Menschen kann auch der Datenschutz nicht stets als absoluter Wert erfüllt werden. Er unterliegt Einschränkungen und Differenzierungen, wie es ja verfassungsrechtlich in bestimmten Grenzen zugelassen ist.

Dennoch ist er wie eine Talsperre für den Datenfluß der medizinischen Informationsyteme. Ein Hochwasser, nämlich ein Zuviel an Datenaustausch, kann zu einem Dammbruch führen, bei dem der Datenschutz auf der Strecke bleibt, und damit das Selbstbestimmungsrecht der Bürgerinnen und Bürger.

Deswegen sollten alle Beteiligten darauf bedacht sein, den Datenfluß in den beschriebenen Grenzen zu halten.

In diesem Sinne wünsche ich Ihnen eine nutzbringende Arbeitstagung und gemeinsam erarbeitete tragfähige Lösungen zu Fragen des Datenschutzes für medizinische Informationssysteme.

Dr. Gerlinde Kuppe

Ministerin für Arbeit, Soziales und Gesundheit
des Landes Sachsen-Anhalt

Datenschutz im Spiegel

internationaler Aktivitäten

Internationale Forschungsaktivitäten auf dem Gebiet der Datensicherheit im Gesundheitswesen

Albert R. Bakker

Zusammenfassung

Die Rolle der Arbeitsgruppen der IMIA (International Medical Informatics Association) und der EFMI (European Federation for Medical Informatics) auf dem Gebiet der Datensicherheit im Gesundheitswesen wird kurz beschrieben. Dabei erfolgt eine Konzentration auf ihre Arbeitskonferenzen und Workshops. Die Ergebnisse zweier Forschungsprojekte zur Thematik, das AIM-SEISMED-Projekt und das INFOSEC-THIS-Projekt, beide gefördert von der Europäischen Union, werden in groben Zügen vorgestellt.

1. Einleitung

Die Anwendung der Informationstechnik (IT) im Gesundheitswesen hat schon jetzt einen bedeutenden Effekt auf die Effizienz und Qualität der Versorgung. Es wird erwartet, daß sich diese Wirkung weiter erhöht, z.B. durch:

- die Unterstützung des direkten Betreuungsprozesses,
- die Einführung der (regionalen) elektronischen Krankenakte,
- die Handhabung digitaler Bilder.

Schon frühzeitig wurde erkannt, daß die Anwendung der Informationstechnik zu einer Bedrohung des Vertrauens der Patienten führen kann und auch Risiken für die Integrität und Verfügbarkeit der Daten bedeutet. Die Abwehr solcher Risiken zog große Aufmerksamkeit sowohl auf der rechtlichen als auch auf der technischen Seite auf sich. Die internationale Kooperation bei diesen Aktionen ist von großem Wert, wie die Auswirkungen der Konvention 108 des Europarates gezeigt haben.

2. Arbeitsgruppen und Arbeitskonferenzen

Sowohl die IMIA als auch die EFMI haben Arbeitsgruppen für den Datenschutz beim Umgang mit Informationen im Gesundheitswesen (im weiteren „Gesundheitsinformation") installiert.

Die IMIA-Arbeitsgruppe 4 ist schon seit vielen Jahren aktiv. Unter der Leitung von *Gerd Griesser* wurden 1980 [1] und 1983 [2] Arbeitskonferenzen durchgeführt. Im Rahmen vieler Medizininformatik-Tagungen wurden Workshops und Seminare organisiert. Im Jahre 1989 wurde ein Workshop gemeinsam mit dem Europarat durchgeführt [3].

Die EFMI-Arbeitsgruppe 2 konzentriert ihre Bemühungen auf Workshops im Rahmen von Medizininformatik-Konferenzen. Im Jahre 1990 wurde eine Arbeitskonferenz in Zusammenarbeit mit den AIM-Büro der Europäischen Kommission organisiert [4].

3. IMIA-Arbeitskonferenz „Sorgfalt bei Gesundheitsinformationen"

3.1 Vorbereitung der Konferenz

Angesichts der zahlreichen Entwicklungen auf den Gebieten Datensicherheit und Gesundheitswesen organisierte die IMIA-Arbeitsgruppe 4 im Jahre 1993 in Heemskerk (Niederlande) eine Arbeitskonferenz. Das wissenschaftliche Programmkomitee stand unter der Leitung von *Barry Barber*.

Die Konferenz begann mit einem Leitwort von *Otto Rienhoff*. Es wurde in 5 Sektionen gearbeitet:

Sektion 1: Die Sicherheit der elektronischen Krankenakte.

Sektion 2: Rechtliche Probleme des Datenschutzes.

Sektion 3: Sicherheit in vernetzten Systemen.

Sektion 4: Herstellung und Beschaffung von sicherer Software.

Sektion 5: Training, Management und die Entwicklung einer Sicherheitskultur.

Es wurden drei Diskussionsgruppen mit einer multidisziplinären Zusammensetzung und breiter internationaler Beteiligung gebildet. Die Teilnehmer kamen aus 22 Ländern.

Die Proceedings wurden als eine Sonderausgabe des International Journal of Bio-Medical Computing [5] und als Buchausgabe publiziert.

3.2 Schlußfolgerungen und Empfehlungen zur Sicherheit

(1) In naher Zukunft werden Informationssysteme das Herzstück des Versorgungs- und Behandlungsprozesses bilden, so daß Integrität und Verfügbarkeit eine wesentlich bedeutendere Rolle spielen werden als heute.

(2) Die Grenzen der Institutionen werden aufgelöst, immer mehr Daten werden durch Mitarbeiter des Gesundheitswesens von verschiedenen Institutionen verteilt werden. Das erfordert mehr Aufmerksamkeit für die Netzwerksicherheit und eine klare Definition der Zugriffsrechte.

(3) Die IMIA-Arbeitsgruppe 4 sollte das Sicherheitsinteresse bei einer Vielzahl von Berufen wecken: bei Ärzten, Schwestern, Managern, Juristen, Epidemiologen, Technikern. Sicherheit erfordert wirklich eine multidisziplinäre Annäherung.

(4) Die Sicherheitsanforderungen für die elektronische Krankenakte sind von den klinischen Anwendern noch nicht ausreichend erkannt worden. Das Bewußtsein muß entwickelt werden. Sobald die elektronische Krankenakte die Grenzen einer Institution überschreitet, bedürfen die Zugriffsrechte und ihre Steuerung einer erhöhten Aufmerksamkeit.

(5) Die rechtliche Position einer elektronischen Krankenakte muß geklärt werden: „Ist es erlaubt, Papierakten durch elektronische Akten zu ersetzen?".

(6) In der elektronischen Krankenakte scheint die Verwendung der elektronischen Signatur zur Authentifikation und Verschlüsselung als Mittel der Wahl.

(7) Einrichtungen zur Überprüfung der Systemnutzung sind in den Fällen erforderlich, wo der Verdacht einer nicht autorisierten Benutzung des Systems besteht.

(8) Mit der zunehmenden Verwendung von Informationssystemen in der direkten Patientenversorgung kann erwartet werden, daß bei der medizinischen Untersuchung die Frage beantwortet werden muß, ob Daten von diesem Patienten aus einer frühe-

ren Behandlung verfügbar sind. Die positive Beantwortung dieser Frage erscheint als die logische Forderung eines jeden Informationssystems, welches die direkte Patientenversorgung unterstützt. Jedoch ist das nicht einfach und würde zu schwergewichtigen Anforderungen an das Systemdesign führen (alle Daten müssen einen Zeitstempel haben; alle Daten, die benutzt werden, müssen unter Angabe der Nutzerzugriffs-Autorisierung archiviert werden; spezielle Überprüfungsmodalitäten sind erforderlich). Es muß in Zusammenarbeit mit Medizinern geprüft werden, ob solche Einrichtungen nötig sind, wenn sie zu solch einem gewaltigen Re-Design vieler Systeme führen würden.

(9) Eine große Besorgnis über Sicherheitsprobleme herrscht sowohl beim isolierten als auch beim vernetzten PC. Die Ausbildung der Anwender scheint der erste Schritt in Richtung der Beherrschung undisziplinierten Verhaltens zu sein (in Bezug auf Programmodifikationen, Sicherheitskopien und Zugriffskontrolle).

(10) Wenn Netzwerke im Gesundheitswesen effektiv wirksam werden, müssen nationale und internationale Vereinbarungen z.B. über den Gebrauch von Verschlüsselungen getroffen werden.

(11) Smart Cards werden als eine gute Lösung zur Speicherung des persönlichen Geheimschlüssels angesehen, die nicht nur einen Mitarbeiter des Gesundheitswesens authentifizieren können, sondern in einem einzigen Zug auch zur Signierung elektronischer Mitteilungen mit seinem persönlichen Geheimschlüssel benutzt werden können.

(12) Es gibt viele mögliche Maßnahmen zur Erhöhung der Systemsicherheit. Die Auswahl der Maßnahmen sollte auf einer Risikoanalyse für die spezifischen Systembedingungen basieren.

(13) Die Software-Qualität ist ein weiterer Punkt von Bedeutung. Die Entwicklung von Methoden gemäß ISO 9000 werden als unbedingt notwendig erachtet. Es wurden formale Designmethoden beraten. Es wurde beobachtet, daß solche Methoden nicht (oder kaum) für „medizinische" Software benutzt werden.

(14) Die Zertifizierung von Software scheint wünschenswert zu sein. Die Frage, wie das organisiert werden kann, erfordert mehr Beachtung.

(15) Die Konvention 108 des Europarates, die nicht nur von vielen europäischen Ländern, sondern auch darüber hinaus unterschrieben wurde, wird als eine gute
Grundlage für legale Vorkehrungen angesehen.

(16) Training und Bewußtseinsprogramme müssen für das gesamte Personal von Gesundheitseinrichtungen auf unterschiedlichem Niveau realisiert werden. Nicht nur
das anfängliche Training ist erforderlich; die schnelle Entwicklung der Technologie
und die operationale Nutzung von Informationssystemen führt zur Notwendigkeit
einer periodischen Trainingswiederholung.

(17) Gegenwärtig haben viele Gesundheitseinrichtungen nicht verstanden, wie abhängig
sie von Gesundheitsinformationssystemen sind. Ihnen sollte diese Abhängigkeit bewußt gemacht werden. Es müssen Havariepläne vorhanden sein.

(18) Einer der Schritte, die unternommen werden müssen, ist die Etablierung einer geeigneten Sicherheitspolitik für die gesamte Organisation. Diese Politik muß dann in
allen Strukturen überwacht und geprüft werden, um sicherzustellen, daß Verstöße
aufgezeichnet, bemerkt und verhandelt werden.

3.3 Weitere Aktivitäten

Die IMIA-Arbeitsgruppe 4 bereitet ein Tutorial und einen Workshop in Verbindung mit
der MEDINFO '95 vor.

Die nächste Arbeitskonferenz wird gegenwärtig vorbereitet. Sie wird vom 30. September
bis zum 03. Oktober 1995 in Helsinki (Finnland) stattfinden. Das wissenschaftliche Programmkomitee wird von *Ab Bakker* geleitet, während *Raija Tervo-Pellikka* dem Orga-
nisationskomitee vorsteht. Thema ist „Die Kommunikation von Gesundheitsinformationen in einer unsicheren Welt". Es wird aktiv versucht, viele Disziplinen einzubeziehen
und die Zusammensetzung des wissenschaftlichen Programmkomitees multidisziplinär
zu gestalten.

4. SEISMED-Projekt

4.1 Die Stellung des SEISMED-Projektes

Innerhalb des dritten Rahmenprogramms der Europäischen Union befaßt sich das AIM-Programm (Advanced Informatics in Medicine) mit Anwendungen der Informationstechnologie im Gesundheitswesen. Das SEISMED-Projekt (Secure Environment for Information Systems in MEDicine) [6, 7] ist auf Sicherheitsaspekte fokussiert.

Obwohl Arbeitskonferenzen und Workshops zu einem besseren Verständnis für Sicherheitserfordernisse geführt haben, fehlte in verschiedenen Organisationen ein aktives Sicherheitsinteresse, so daß eine grundlegend koordinierte Forschungsaktivität nötig wurde. Zwei Vorschläge für ein Sicherheitsprojekt wurden in das AIM-Programm aufgenommen. Die Vorschläge wurden in ein Verbundprojekt mit 17 Partnern überführt (deutscher Partner ist die Universität von Hildesheim).

Argumente, dieses Projekt zu fördern, waren

- das Erfordernis von Informationssicherheit,

- die Notwendigkeit einer Harmonisierung in der Rechtssprechung,

- das Erfordernis für praktische Richtlinien,

- die Notwendigkeit der Validierung durch Referenzzentren.

Obwohl die IT-Sicherheit im Gesundheitswesen viele gemeinsame Aspekte mit der Sicherheit auf anderen Gebieten hat, wurde wegen der speziellen Situation im Gesundheitswesen, wo

- in einer integrierten Weise eine große Vielfalt von Daten und Funktionen unterstützt werden muß,

- die Organisation von Gesundheitseinrichtungen dynamisch und nicht typisch hierarchisch aufgebaut ist,

- die Versorgung in einer (fast) offenen physikalischen Umgebung realisiert werden muß,

- die Forderungen nach Verfügbarkeit hoch sind (24 Stunden pro Tag, 7 Tage pro Woche),

- die Daten für eine lange Zeit gespeichert werden müssen,

- die Verfügbarkeit der Daten entscheidend für die Patientenversorgung sein kann, insbesondere in Notsituationen,

ein spezielles Projekt als notwendig erachtet.

4.2 Struktur des SEISMED-Projektes

Das Projekt war ursprünglich für einen Zeitraum von 3 Jahren (Ende im Dezember 1994) geplant; eine Erweiterung um einige Monate wurde später genehmigt.

Die Hauptergebnisse des SEISMED-Projektes sind Richtlinien für verschiedene Aspekte der Sicherheit:

- Risikoanalyse,

- Sicherheit in existierenden Systemen,

- Datenbanksicherheit,

- Systementwicklung,

- Systemimplementierung,

- Netzwerksicherheit.

Andere Aktivitäten waren

- eine Untersuchung (Befragung) über die Sicherheit der Gesundheitsinformation in Europa,

- die Überprüfung der legalen Probleme des Datenschutzes und der Vertraulichkeit,

- die Entwicklung einer gemeinsamen Deontologie,

- die Entwicklung einer Sicherheitspolitik auf hohem Niveau,

- ein Kursus zu Richtlinien für die Sicherheit in der Gesundheitsinformation im September 1994 in Thessaloniki (Griechenland).

Referenzzentren spielten im Projekt eine wichtige Rolle. Sie dienten nicht nur als Quelle der Inspiration, sondern wurden auch als Prüfstand für die Notfallrichtlinien genutzt.

4.3 Ergebnisse des SEISMED-Projektes

Die Reaktion auf die obenerwähnte Befragung war enttäuschend. Ungeachtet dessen konnte geschlossen werden, daß das Sicherheitsbewußtsein nur schwach entwickelt ist. Die eingesetzten Maßnahmen wurden ebenfalls als unzureichend empfunden.

Als Ergebnis einer vergleichenden Studie der Rechtssprechung zum medizinischen Datenschutz in den Mitgliedsländern und in der Schweiz wurde ein umfangreicher Bericht verfaßt. Die Studie befaßt sich mit

- einer Aufnahme der vorhandenen Gesetze und Regelungen in Bezug auf den medizinischen Datenschutz,

- einer Analyse der gesetzlichen Definitionen,

- einer Analyse der Rechtssprechung in Bezug auf die Sammlung und Verarbeitung medizinischer Daten,

- Regeln für die Kommunikation medizinischer Daten,

- dem grenzüberschreitenden Datenschutz,

- der Verwendung medizinischer Daten für die Forschung.

Nach Durchsicht und Analyse der existierenden Regelungen verschiedener Berufsorganisationen sowohl der Ärzte als auch der Informatiker wurde der Entwurf eines Regelwerkes verfaßt und zur Kommentierung angeboten.

Es wurde ein Entwurf für ein „High-Level"-Sicherheitsdokument erarbeitet, welches Bausteine für die Informationssicherheit liefert. Es kann auch organisatorische Empfehlungen und Managementunterstützungen geben. In diesem Dokument sind insgesamt 87 Richtlinien enthalten.

Die Risikoanalyse wurde in den Referenzzentren durchgeführt. Die Ergebnisse wurden analysiert mit dem Schluß, daß eine Risikoanalyse ein wertvoller Schritt bei der Auswahl geeigneter Gegenmaßnahmen ist. Es wurde ebenfalls gefolgert, daß die gegenwärtigen Methoden eher zeitaufwendig und die Ergebnisse subjektiv sind.

Für alle Felder, die in Abschnitt 4.2 angeführt worden sind, wurden Richtlinien erarbeitet.

Ein Demonstrator für die Anwendung der Kryptographie wurde in Hildesheim realisiert.

5. INFOSEC-THIS-Projekt

Das Projekt THIS (Trusted Health Information System) ist eines der Projekte im
INFOSEC-Programm (**INFO**rmation **SEC**urity) der EU. Das Projekt ist klein, vergli-
chen mit dem SEISMED-Projekt. Seine Dauer ist auf weniger als ein Jahr begrenzt. Die
Aktivität besteht in der Erarbeitung eines Reports über die elektronische Signatur und
über Trusted Third Parties (TTP) im Gesundheitswesen [8] unter Verwendung von Wissen und Erfahrungen, die in anderen Anwendungsgebieten gewonnen wurden.

Der resultierende Report besteht aus zwei Teilen:

- Anforderungen an den Dienst der elektronischen Signatur,

- TTP - Dienste.

Ein Projektteam, bestehend aus Mitgliedern verschiedener Länder, hat die Kapitel des
Reports erarbeitet, der als Entwurf einer multinationalen „Gemeinsamen Interessen-
gruppe" von Vertretern aus neun Ländern präsentiert wurde. Projektmanager war *Gunnar Klein* vom SPRI (Schweden). Der Teil 1 dieses Reports, der sich mit den Diensten
der elektronischen Signatur befaßt, hat die Hauptkapitel:

- Gesundheitsinformations-Managementstrukturen.

- Anforderungen an auf die elektronische Signatur bezogene Sicherheitsdienste.

- Die legalen und politischen Erfordernisse und Zwänge.

- Möglichkeiten für die Implementierung kryptographischer Signaturfunktionen.

- Aktuelle Implementierungen.

- Vorschlag einer technischen Lösung.

Der Report schreibt streng die Anwendung der elektronischen Signatur sowohl für die
Authentifizierung zur Identitätssicherung eines Individuums als auch zur Gewährleistung der Integrität eines Dokumentes vor.

Der Teil 2 des Reports, der sich mit TTP-Diensten befaßt, hat die Hauptkapitel:

* Allgemeine Aspekte von TTP-Diensten.

* Erzeugung von Schlüsseln und ihre Verteilung.

* Zertifizierung von öffentlichen Schlüsseln und Namen.

* Registratur des medizinischen Personals.

* Verwendung von Karten für medizinisches Personal[1].

* Verzeichnisdienste.

Es wird vorgeschlagen, daß die Karten für Mitarbeiter des Gesundheitswesens von den Organisationen herausgegeben werden, die aktuell verantwortlich für die Autorisierung der verschiedenen Kategorien von Mitarbeitern im Gesundheitswesen sind.

Nach diesem Report kann erwartet werden, daß innerhalb des 4. Forschungsrahmens ein Vorschlag für ein Demonstrationsprojekt erarbeitet werden wird.

6. Schlußfolgerungen

In den Vereinigten Staaten wird ein erhöhtes Interesse an Sicherheitsaspekten durch die Diskussion über eine regional verteilte elektronische Krankenakte gesteuert. Auch in Europa wird das Bemühen innerhalb des 4. Forschungsrahmens im Telematics-Programm zu solch einem wachsenden Interesse führen.

Die Richtlinien des SEISMED-Projektes sind ein wertvoller Beitrag, ihre breite Anwendung wird einen Stimulus erfordern. Hoffnungsvolle Projekte im Programm „Telematics im Gesundheitswesen" werden diesen Stimulus durch Einbeziehung eines Arbeitspaketes liefern, welches sich mit Sicherheitsproblemen z.B. auf den Gebieten

---

[1] Professional Cards, Smart Cards

- Elektronische Krankenakte,

- Pflegeanwendungen,

- Multimedia-Anwendungen,

- Medizinische Überwachung,

- Systemarchitektur

befaßt.

Eine entscheidende Frage ist, ob es der Arbeitsgruppe 4 gelingen wird, in Helsinki eine gute Mischung von Vertretern der verschiedenen involvierten Disziplinen zusammenzubringen.

Literatur

[1] Griesser, G.; Bakker, A.; Danielson, J.; Hirel, J.C.; Schneider, W.; Wassermann, A.I.; (eds): Data Protection in Health Information Systems; considerations and guidelines. North-Holland, Amsterdam, 1980, ISBN 0 444 86052 5

[2] Griesser, G.; Jardel, J.P.; Kenny, D.J. and Sauter, K.; (eds): Data Protection in Health Information Systems; Where do we stand? North-Holland, Amsterdam. 1983, ISBN 0 444 86713 9

[3] Proceedings of joint workshop on Data Protection with the Council of Europe held during Medical Informatics Europe Conference MIE-88, in Oslo, Special Issue on: Social and Legal Aspects, Medical Informatics, Vol. 14, No 3, 1989, pp. 207-247

[4] The Commission of the European Communities DG XIII/F AIM. Data Protection and Confidentiality in Health Informatics. Amsterdam: IOS Press, 1991

[5] Barber, B.; Bakker, A.R.; Bengtsson, S.; (eds); Caring for Health Information; Safety, Security and Secrecy.Supplement Issue International Journal of Bio-Medical Computing Vol 35, 1994

[6] SEISMED, A Secure Environment for Information Systems in Medicine. The Commission of the European Communities DGXIII-C4 AIM Office Brussels

[7] Bakker, A.R.; Security in Medical Information Systems. In: Bemmel, van J.H.; McCray, A.T.; (eds); Yearbook of Medical Informatics 93. Schattauer Stuttgart 1993

[8] Trusted Health Information Systems. SPRI, Swedish Institute for Health Services Development. Stockholm, Sweden. 1994

Grundlagen des rechtlichen Rahmens von Datenschutz und Datensicherheit in Europa

Raija Tervo-Pellikka

1. Allgemeine Aspekte

Die Informationstechnologie hat die Arbeitskultur bezüglich der Betreuung des Patienten durch das medizinische Personal verändert. Das Gesundheitswesen hat sich zu einer koordinierten, multiprofessional vernetzten und kommunikativen Arbeit gewandelt. Die Aufzeichnung der patientenbezogenen Daten hat sich ebenfalls in den meisten europäischen Ländern geändert.

Jeder Mitarbeiter des Gesundheitswesens, der an der Betreuung des Patienten beteiligt ist, ist für die Aufzeichnung von Informationen in der Patientenakte über Dienste, die durch ihn am Patienten erbracht wurden, verantwortlich. Das bedeutet gleichzeitig, daß es nicht für alle Mitarbeiter, die in die Gewährleistung der Gesundheitsversorgung einbezogen sind, nötig oder angebracht ist, auf die Patientenakte gezielten Zugriff zu haben. Folglich gibt es rechtliche Erfordernisse, die die Aufzeichnung von Informationen, den Zugriff der Mitarbeiter auf die Krankenakte, die Übertragung der Patientendaten und die Verarbeitung der Daten ebenso einschließen, wie Anforderungen hinsichtlich der Qualität der Patientendaten.

Die Patientenakte enthält einiges mehr als nur medizinische Daten - sie enthält auch Gesundheits-, administrative, soziale und genetische Daten.

Daten der Patientenakte werden gemeinhin mehr und mehr zu klinischen Zwecken zwischen Anwendungen, Systemen oder Einrichtungen übertragen. Spätere Zugriffe auf die Daten können ganz andere Absichten verfolgen, sogar andere Länder betreffen, als ursprünglich bei der Sammlung der Daten vorgesehen war. Das bedeutet, daß die Daten in der Akte für spezifische Zwecke angelegt werden müssen. Der Empfänger der Daten sollte sicherstellen, daß die Informationen in dem entsprechenden rechtlichen Kontext benutzt werden, der vom Sender eingerichtet wurde.

Die patientenbezogenen Daten im Gesundheitswesen sind vertraulich. Die elektronische Krankenakte stellt ein Personalregister im Sinne des Personalregistergesetzes dar. Das bedeutet die Formulierung neuer Anforderungen bezüglich der Krankenakte. Solche neuen Anforderungen entstehen unter rechtlichen Gesichtspunkten auf europäischer, nationaler und lokaler Ebene.

Die Datenschutzgesetzgebung wurde zum Schutz der Individuen in Bezug auf die Verarbeitung persönlicher Daten und den freien Austausch solcher Daten geschaffen. Da der Schutz der Rechte und Freiheiten der Betroffenen bezüglich der Verarbeitung persönlicher Daten das fordert, müssen geeignete technische Maßnahmen sowohl zum Zeitpunkt der Entwicklung der Verarbeitungstechnik als auch zum Zeitpunkt der Verarbeitung selbst, insbesondere zur Gewährleistung der Sicherheit und dabei zur Verhinderung irgendeiner nicht autorisierten Verarbeitung, ergriffen werden.

Auf der europäischen Ebene sind Normen über den Datenschutz und die Datensicherheit jetzt sehr aktuell.

2. Der rechtliche Rahmen

Die Normen bilden einen Rahmen für die Gesundheitsinformationsinfrastruktur, für den Geheimnisschutz und für die Patientenrechte im Gesundheitswesen während der Planung, Implementierung und Anwendung aller Informationssysteme, die die Person/den Patienten betreffen.

Ziel des Rahmens ist es, Grundsätze für die Anforderungen an Normen für die technischen Lösungen von Datensicherheit und Datenschutz zu definieren. Problematisch ist es, daß die Normen zu unterschiedliche Zeiten geschaffen werden, daß sie nicht kompatibel sind. Eine bedeutende Aufgabe besteht in der Harmonisierung der Anforderungen an die Gesetzgebung und im Erarbeiten von Vorschlägen zur Entwicklung der Normen. Problematisch ist auch, daß die existierenden technischen Lösungen für die Datensicherheit nicht logisch den Erfordernissen der Gesetzgebung folgten - nur einige der Forderungen finden Berücksichtigung. Der rechtliche Rahmen weist den Weg in Richtung auf die Lösung, bei der die Anforderungen voll erfüllt werden. Einige Probleme entstehen mit der Entwicklung Europas durch unterschiedliche Implementierungen auf nationaler Ebene.

3. Die Verbindlichkeiten der europäischen und nationalen Gesetzgebung

Die nationale und europäische, für die Mitgliedsstaaten verbindliche Gesetzgebung ist ebenso wie Verordnungen und Empfehlungen bei der Schaffung nationaler Gesetze der Mitgliedsstaaten in Betracht zu ziehen und ist eine Vorbedingung für die Planung, Implementierung und Nutzung eines Patienteninformationssystems.

3.1 Existierende Normen

Der normative Rahmen wird durch eine große Zahl von Normen behindert. Die Normen, die zu beachten sind, betreffen hauptsächlich die Vertraulichkeit und den Datenschutz, die Sicherheitsanforderungen und die Patientendokumentation. Die Bestimmungen zur Vertraulichkeit sind hauptsächlich im Strafrecht und in der Sozialgesetzgebung verankert, während die Bestimmungen zum Datenschutz und zur Datensicherheit meistens im Gesetz über die Registrierung persönlicher Daten (Personalregistergesetz) bzw. im Datenschutzgesetz, festgeschrieben sind. Die Normen zum Status und zu den Rechten der Patienten spielen in diesem Zusammenhang eine bedeutende Rolle.

Die Normen auf europäischer Ebene betreffen hauptsächlich den Datenschutz in Personalregistern bei automatisierter Verarbeitung, während die Normen in den nationalen Gesetzen der Länder sowohl die Vertraulichkeit, den Geheimnisschutz und die Datensicherheit als auch die Dokumentation von Patienteninformationen abdecken.

Normen mit Gesetzesstatus, die auf europäischer Ebene verkündet wurden, sollte ebenso wie den Empfehlungen bei der Behandlung der Patienteninformationen in den verschiedenen europäischen Ländern gefolgt werden. Die nationale Gesetzgebung in dem entsprechenden Land sollte darüber hinaus berücksichtigt werden.

3.2 Die europäischen Normen

Gegenwärtig existiert nur eine europäische Datenschutzvorschrift mit Gesetzesstatus. Die Konvention zum Schutz des Einzelnen in Bezug auf die automatisierte Verarbeitung persönlicher Daten (C 108) hat den Europarat passiert. In den Ländern, die die Konvention unterzeichnet und ratifiziert haben, sind diese Bestimmungen völkerrechtlich verbindlich. Die Normen, die in dieser Konvention festgelegt wurden, bestim-

men wesentlich die nationale Gesetzgebung im Gesundheitswesen und andere spezielle Gesetze, einschließlich dem Registergesetz/Datenschutzgesetz.

Die Konvention wurde von 16 Mitgliedsstaaten ratifiziert. Die Länder, die die Konvention ratifiziert haben, sind aufgefordert, nationale Gesetze zur Erfüllung der Anforderungen an den Datenschutz, wie er durch die Konvention festgelegt wurde, vorzubereiten bzw. anzugleichen.

Direktiven der europäischen Kommission: Der Entwurf der Direktive der Europäischen Kommission zum Datenschutz (Dezember 1994) wird gegenwärtig zur Annahme vorbereitet

Empfehlungen: Weiterhin existieren verschiedene freiwillige Grundsatzempfehlungen des Europarates auf dem Gebiet des Datenschutzes im Gesundheitswesen. Die bedeutendste ist der Empfehlungsentwurf zum Schutz medizinischer Daten (CDCJ (94) 85, Strasbourg, 5.-6. December 1994). Wenn sie in Kraft tritt, wird diese Empfehlung die Regelungen für die automatisierten medizinischen Datenbanken R (81.1), die z. Z. in Kraft sind, ersetzen. R (81.1) ist die Empfehlung, die sich mit dem Datenschutz bei der Handhabung hauptsächlich medizinischer Datenbanken beschäftigt.

Die folgenden Empfehlungen des Europarates sollten ebenso beachtet werden:

- Der Schutz persönlicher Daten , die zum Zwecke des direkten Marketings verwendet werden.

- Schutz von persönlichen Daten, die für Sozialversicherungszwecke benutzt werden (R (86.1) (23.01.1986)).

- Die Kommunikation persönlicher Daten mit Dritten (R (90.19) (09.09.1990)).

3.3 Die nationalen Normen

Nationale Gesetze zur Behandlung von Patientendaten hinsichtlich des Schutzes der Privatsphäre des Einzelnen und der Verhinderung des Mißbrauchs persönlicher Daten sind

- das Zivilrecht (Strafgesetzgebung),

- das Datenschutzgesetz,

- die spezielle Gesundheits- bzw. Sozialgesetzgebung: das Krankenhausgesetz, das berufsbezogene Gesundheitsgesetz, das Gesetz für die ambulante Versorgung, das Gesetz für die private Versorgung,

- das Gesetz über die Patientenrechte,

- das Gesetz über die Mitarbeiter im Gesundheitswesen,

- das Sozialversicherungsgesetz,

- das Gesetz über pharmazeutische Produkte,

- andere Gesetzeslinien, Archive betreffend, usw..

Es gibt Forschungs- und Entwicklungsaktivitäten, Berichte und Empfehlungen (die Helsinki-Empfehlung der MIE 85, Helsinki).

Verschiedene Aktivitäten sind in Vorbereitung, z.B. AIM- und INFOSEC-Projekte. Sie beinhalten viele Arten von Empfehlungen zur Lösung des Problems des Schutzes des Einzelnen.

4. Wirkungen der Normen auf die Anwendungen

4.1 Ziel des Schutzes des Einzelnen durch die Normen

„Der Zweck des Schutzes des Einzelnen in Bezug auf die automatische Verarbeitung persönlicher Daten ist es sicherzustellen, daß auf dem Territorium jedes Teilnehmers für jeden Einzelnen, gleich welcher Nationalität oder Herkunft, seine Rechte und fundamentalen Freiheiten und im besonderen sein Recht auf Geheimnisschutz hinsichtlich der automatischen Verarbeitung seiner persönlichen Daten respektiert wird." (C 108).

Wenn die Absicht besteht, eine Anwendung zu planen, die patientenbezogene Daten in und zwischen verschiedenen europäischen Ländern verwendet, müssen die nationalen und europäischen Normen in Bezug auf Privatsphäre und Vertraulichkeit beachtet werden. Das praktische Problem besteht darin, daß die in den Normen eingebundenen Gesetze nicht harmonisiert sind und daß die nationale Gesetzgebung sich von einem Land zum anderen unterscheidet.

4.2 Regeln zur Priorisierung der Gerichtsbarkeit

Als ein primärer Erlaß gelten die Inhalte von EU-Direktiven. Da die EU-Datenschutzdirektive ein Entwurf ist, wird die Konvention des Europarates als primäre Verordnung in den Ländern, die die Konvention C 108 ratifiziert haben, beachtet und in nationales Recht überführt. Die Empfehlungen des Europarates sind Richtlinien, aber der Zweck der Empfehlungen ist es, allen Europäern Grundsätze als Grundnormen für die Gesetzgebung jedes Landes zu geben. Folglich sind ihre Inhalte bedeutsam. Die Ergebnisse von Forschungs- und Entwicklungsprojekten werden bei den Richtlinien berücksichtigt.

4.3 Planung und Inbetriebnahme von Informationssystemen

Bei der Planung von Anwendungen, die patientenbezogene Informationen benutzen, sind folgende Inhalte der Gesetze zum Schutz des persönlichen Geheimnisses sowohl auf europäischer als auch auf nationaler Ebene gültig:

*   die Definition von Verantwortlichkeiten bei der Führung von Akten (Verwahrer von Akten),
*   die Definition der Rechte bei der Sammlung patientenbezogener Daten,
*   die Definition des Verwendungszwecks gesammelter Daten,
*   die Definition der Dateninhalte und der Validität der Daten,
*   die Information, die dem Subjekt der Daten über die aufgezeichneten Daten zu geben ist,
*   die Rechte des Patienten,
*   der Zugriff auf aufgezeichnete Patientendaten,
*   die Übertragung der Daten an Dritte und grenzüberschreitender Datenaustausch,
*   Updaten der Daten, Korrektur ungenauer Daten,
*   Einverständnis des Patienten,
*   Kommunikation,
*   Modifizierung und Berichtigung von Patientendaten,
*   Datenarchivierung.

Ein Fakt, der immer im Gedächtnis behalten werden sollte, ist der, daß die Verwendung persönlicher Daten nicht für andere Zwecke, als für den Zweck, für den sie aufgezeichnet wurden, erlaubt ist.

4.4 Dateninhalte

Die gesammelten Daten sollten adäquat, relevant und nicht exzessiv in Bezug auf die Zwecke, für die sie gespeichert wurden, sein.

Die Daten müssen Kategorien für den selektiven Zugriff für jeden Verwendungszweck der Patienteninformation haben, z. B.:

- Identifikatoren und Daten mit Bezug auf die Identität der Person,

- administrative Daten (Abrechnung, Versicherung),

- Gesundheitsdaten/medizinische Daten,

- Sozialdaten,

- genetische Daten,

- andere Daten - Statistik, Forschung.

Daten mit Bezug auf rassistischen Ursprung, politische Überzeugungen oder religiösen Glauben, Sozialstatus, Sexualleben, Haftstrafen usw. dürfen nicht gesammelt und automatisch verarbeitet werden, es sei denn, es gibt eine zwingend erforderliche Notwendigkeit.

4.5 Die Rechte des Patienten

Das System muß für den Patienten transparent sein. Der Patient muß über seine Rechte informiert werden.

Jede Person sollte in der Lage sein, auf ihre Gesundheitsdaten auf der Chipkarte und in der entsprechenden originalen Datenbank, entweder direkt oder über einen Mitarbeiter des Gesundheitswesens oder, wenn es das Recht erlaubt, über eine von ihm benannte Person zuzugreifen. Die Information muß in verständlicher Form zugänglich sein. Die Implementierung für eine praktische Verfahrensweise muß vorhanden sein.

Das Subjekt der Daten kann eine Berichtigung fehlerhafter Daten, die ihn betreffen, fordern und muß in der Lage sein, im Falle einer Verweigerung Einspruch zu erheben.

4.5.1 Zugriff auf Patientendaten

Die Nutzung von Patientendaten sollte nur für den definierten Zweck, für den sie gesammelt wurden, möglich sein. Die Aufgabe des Verwalters der Datei ist es, den Mitarbeitern die Authentifikation zu geben.

4.5.2 Einverständnis des Patienten

Wenn vorgesehen ist, eine spezifische Information irgendeinem anderen in die Betreuung des Patienten Einbezogenen (Outsider) oder zu anderen Zwecken zu geben, sollte der Patient darüber informiert werden, in welchem Umfang und zu welchem Zweck Dritte über seine Daten informiert wurden. Das Einverständnis des Patienten bedarf normalerweise der Schriftform.

4.5.3 Kommunikation von Daten

Medizinische Daten sollten nicht mit Anderen ausgetauscht werden. Anderenfalls sind folgende aufgeführte Bedingungen zu beachten:

Grenzüberschreitende Lieferung von Daten:
Dies bezieht sich auf die Übertragung persönlicher Daten in andere Länder. Der grenzüberschreitende Fluß medizinischer Daten ist erlaubt in einen Staat mit einem wenigstens äquivalenten Schutz der medizinischen Daten, den Geheimnisschutz betreffend.

Updaten, berichtigen, modifizieren oder löschen von Daten auf der Chipkarte:
Wenn irgendeine Person Daten in der Patientenakte speichert, verändert oder löscht, sollten die Identifikation (ID) der Person, das Datum der Eingabe und die Information über den Verwalter des Registers protokolliert werden. Die früheren Daten sollten für einen eventuellen späteren Gebrauch verfügbar und lesbar bleiben.

Archivierung von Daten:
Ein Verwalter eines Registers, welches Gesundheitsinformationen enthält, darf keine Information verwahren, die nicht zu dem Zweck erforderlich ist, für den die Information gesetzlich verwendet wird.

4.6 Medizinische Forschung

Wann immer möglich, sollten medizinische Daten, die für Forschungszwecke verwendet werden, anonymisiert werden. Persönliche Daten können in der Forschung unter der Bedingung verwandt werden, daß der Betroffene sein Einverständnis im Rahmen eines definierten Forschungsprojektes gegeben hat und die Bestimmungen der Information des Betroffenen respektiert worden sind oder eine nationale Norm in der Rechtsprechung irgendeinem das Recht gibt, die Information zu erhalten.

4.7 Sicherheit

Es sollten geeignete technische und organisatorische Maßnahmen ergriffen werden, um persönliche Daten zu schützen, die in Übereinstimmung mit der Empfehlung gegen versehentliche oder illegale Zerstörung, versehentlichen Verlust ebenso wie gegen nichtautorisierten Zugriff, Veränderung, Kommunikation oder irgendeine andere Form des Datenumgangs verarbeitet werden.

- Kontrolle der Datenmedien
- Speicherkontrolle
- Kontrolle der Verwendung
- Zugriffskontrolle
- Kontrolle der Kommunikation
- Kontrolle der Dateneingabe
- Kontrolle des Transportes

5. Schlußfolgerungen

Die Normen bilden den legalen Rahmen. Die europäischen Normen sollten als eine primäre Verordnung in den Ländern, die die Konvention C 108 ratifiziert haben, berücksichtigt werden und nationale Gesetze nach sich ziehen. Es wird schwierig sein, in jedem der Länder die nationalen und europäischen Normen bei Planung und Implementierung von Gesundheitsinformationssytemen zu harmonisieren.

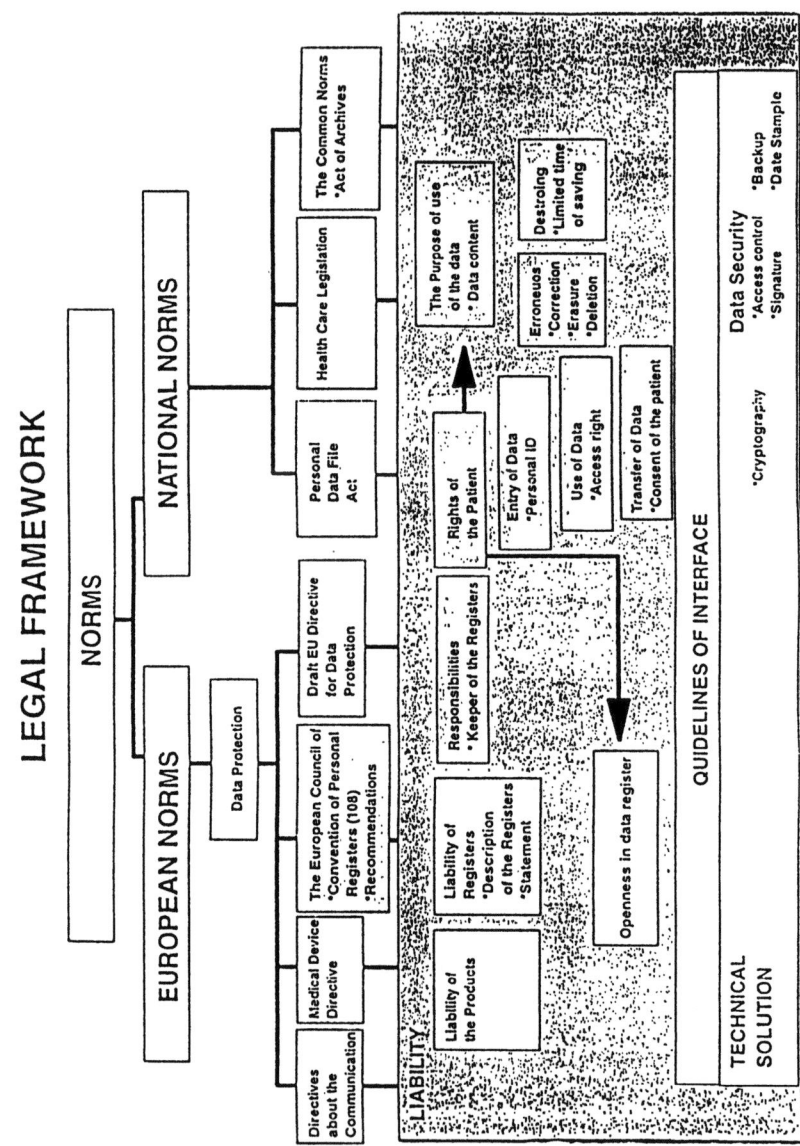

Deutsche Datenschutzgesetzgebung
unter der aktuellen und künftigen EU-Sicht

Ulrich Dammann

(1) Mit der erwarteten Datenschutz-Richtlinie der Europäischen Gemeinschaft erreicht der internationale Datenschutz ein neues Niveau. Der grenzüberschreitende Umgang mit personenbezogenen Daten war in der rund 25jährigen Geschichte des Datenschutzes von Anfang an ein wichtiges Thema. Die Datenkommunikation, ob leitungsgebunden, über terrestrische Funkwellen oder über Satellitenfunk, und die dadurch gegebene Freiheit der Standortwahl machen jedes an den Landesgrenzen endende Datenschutzkonzept offenkundig unzulänglich. Um wenigstens theoretisch lückenlosen Schutz zu bieten, kommt der nationale Gesetzgeber nicht umhin, die Übermittlung von Daten in Länder ohne gleichwertigen Datenschutz zu unterbinden oder zumindest stark einzuschränken.

(2) Erhebliches Datenschutzgefälle besteht auch zwischen Ländern mit Datenschutzgesetzen. Von den ca. 25 nationalen Datenschutzgesetzen gelten einige nur für den öffentlichen Sektor, andere nur für Teile des privaten Bereichs. Einige gelten nur für die automatisierte Datenverarbeitung, andere schließen auch manuell geführte Dateien ein; nur wenige gelten unabhängig von der Verarbeitungsform. Nur eine Minderheit schützt auch juristische Personen. Die Verarbeitung von Bild und Ton wird im unterschiedlichen Umfang einbezogen. Mit sehr unterschiedlicher Stringenz ist der Zweckbindungsgrundsatz verwirklicht.

In manchen Ländern wird der Datenumgang erst mit der Erteilung einer entsprechenden Lizenz durch die Aufsichtsbehörde zulässig. In anderen Ländern bedarf es hierzu des Eintrags in das Dateienregister. Das in Deutschland geltende Prinzip, daß das Gesetz unmittelbar festlegt, welcher Datenumgang verboten und welcher erlaubt ist, wird von dort aus als „self regulation" eingestuft.

Sehr unterschiedlich sind auch die Aufgaben und Wirkungsweisen der Datenschutzaufsichtsbehörden. Das Spektrum reicht von der Aufsichtsbehörde, welche einzelne Dateien oder Verarbeitungssysteme genehmigt und über die klassischen Eingriffsmittel der Gewerbepolizei verfügt, bis hin zum Typ des ombudsmannähnli-

chen Datenschutzbeauftragten, der zwar jegliche Untersuchungs- und Informations-
befugnisse hat, seine Wirkung jedoch nicht auf administrative Zwangsmittel, sondern auf die gezielte Aktivierung der politisch-parlamentarischen Kontrolle stützt.

(3) Das erste und - noch - einzige rechtlich verbindliche internationale Datenschutzin-
strument ist die **Konvention 108 des Europarats** vom 28.01.1981. Sie ist von sech-
zehn der dreißig Europaratsmitglieder ratifiziert und auch für den Beitritt von
Nicht-Mitgliedstaaten offen. Sie gilt für die automatisierte Verarbeitung der Daten
natürlicher Personen, sieht aber Optionen zur Erweiterung vor.

Die Konvention 108 enthält einen Katalog von Datenschutzgrundsätzen, die von
den Vertragsstaaten in ihrem nationalen Recht umgesetzt werden müssen. Zugleich
verbietet die Konvention den Vertragsstaaten, die grenzüberschreitende Datenverarbeitung in spezifischer Weise zu behindern (Prinzip des freien internationalen Datenverkehrs). Die Konvention ist völkerrechtlich verbindlich. Innerstaatlich wird sie
erst durch Umsetzung in staatliches Recht wirksam.

Der Europarat hat zu verschiedenen Bereichen Empfehlungen (ohne Rechtsverbindlichkeit) ausgesprochen, so etwa z.B. zur Forschung und Statistik und zur Polizei.

(4) Einen Katalog von (inhaltlich weitgehend gleichen) Datenschutzgrundsätzen enthalten auch die Datenschutz-Richtlinien der OECD vom 13. September 1980. Die
Richtlinien sind an die Mitgliedstaaten der OECD, aber auch an einzelne Unternehmen in diesen Staaten gerichtet, die aufgefordert werden, sich auf deren Einhaltung zu verpflichten. Von ihrem Rechtscharakter her sind die Richtlinien als Soft-
law einzustufen.

(5) Die geplante **Datenschutz-Richtlinie der EG** ist ein wesentliches Element zur
Verwirklichung des Binnenmarktes. Zur Freiheit des Waren-, Dienstleistungs-
und Kapitalverkehrs sowie zur Freiheit der Niederlassung und zur Freizügigkeit
des Arbeitsmarktes gehört zwingend auch eine entsprechende Freiheit des grenzüberschreitenden Informationsumgangs. Rechtlich stützt sich die Richtlinie auf die
Regelungskompetenz bei der Angleichung der Rechts- und Verwaltungsvorschriften
der Mitgliedstaaten zur Errichtung des Binnenmarktes (Artikel 100 a EGV). Poli-
tisch ist die Richtlinie auch ein Schritt zur Herstellung eines Europas der Bürger
und zur Entfaltung europäischer Grundrechte.

Die Richtlinie zielt auf die Garantie eines freien Datenverkehrs auf der Grundlage eines harmonisierten Datenschutzes, wobei ausdrücklich ein hohes Schutzniveau angestrebt wird.

(6) EG-Richtlinien sind für die Mitgliedstaaten hinsichtlich des zu erreichenden Ziels verbindlich (Art. 189 Abs. 3 EGV). Die Wahl der Form und Mittel bleibt den Mitgliedstaaten überlassen. Eine Direktwirkung zwischen Betroffenen, datenverarbeitenden Stellen und Mitgliedstaat kommt in Betracht, wenn ein Mitgliedstaat es versäumt hat, die Richtlinie fristgemäß umzusetzen.

(7) Die Richtlinie gilt für den öffentlichen und den privaten Bereich, jeweils allerdings nur, soweit EG-Regelungskompetenzen gegeben sind. Im öffentlichen Bereich sind daher nur einzelne Komplexe betroffen. Die Regelung gilt für die automatisierte Datenverarbeitung wie auch für den Datenumgang in manuellen Sammlungen, etwa vergleichbar dem deutschen Datei-Konzept. Anders als das BDSG sieht die Richtlinie nicht getrennte, sondern gemeinsame Regelungen für öffentliche und private Datenverarbeiter vor. Sie kennt nur wenige Regelungen, die sich auf die automatisierte Verarbeitung beschränken.

(8) Die Datenschutzgrundsätze der Richtlinie übernehmen im wesentlichen den Regelungsbestand der Europarats-Konvention, verfeinern und verschärfen dieses jedoch und enthalten einige thematisch **weitergehende Regelungen.**

Die Richtlinie verlangt einen gesteigerten Schutz für einen Katalog sensitiver Daten, zu denen die Daten über Gesundheit, daneben aber auch z.B. Daten über die rassische und ethnische Herkunft und über das Sexualleben gehören.

Die Vorschriften zur Zulassung bzw. Zulässigkeit und zur Kontrolle der Verarbeitung von Daten ermöglichen den Fortbestand der verschiedenen in den Mitgliedstaaten gewachsenen Modelle.

Die Übermittlung von personenbezogenen Daten in ein Drittland setzt grundsätzlich voraus, daß dieses ein angemessenes Schutzniveau gewährleistet. Ein Ausnahmekatalog deckt jedoch die Mehrzahl der praktischen Routinefälle ab.

(9) Die Richtlinie ist als Querschnittsregelung angelegt und kann und soll durch bereichsspezifische Gemeinschaftsvorschriften ergänzt werden, z.B. durch die geplante ISDN-Richtlinie.

(10) Nach Annahme des gemeinsamen Standpunkts durch den Ministerrat am 16. Januar 1995 folgt die zweite Lesung im Europäischen Parlament. Stimmt das Parlament zu, ist die Richtlinie zustande gekommen. Verlangt es Änderungen, so folgt eine neue Beratungsrunde unter Beteiligung der Kommission und des Rates. In diesem Fall würde die Richtlinie wohl nicht mehr im Jahre 1995 verabschiedet werden.

(11) Die Mitgliedstaaten haben die Richtlinie in ihrem Datenschutzrecht binnen drei Jahren umzusetzen. Für bereits begonnene Verarbeitungen können sie einen Anpassungszeitraum von drei Jahren (ab Inkrafttreten der einzelstaatlichen Vorschriften) vorsehen; für in manuellen Dateien gespeicherte Daten kann diese Frist bis zwölf Jahre (nach Annahme der Richtlinie) betragen, soweit es um die Anforderungen der Artikel 6 bis 8 geht (Zulässigkeit der Verarbeitung und Nutzung).

(12) Im deutschen Datenschutzrecht sind keine grundlegenden Änderungen, wohl aber verschiedene **Anpassungen und Ergänzungen notwendig.**

In wichtigen Fragen folgt die Richtlinie den Grundlinien des deutschen Datenschutzrechts, so etwa bei den Bestimmungen zur Zulässigkeit der Datenverarbeitung und -nutzung (Art. 7). Verschiedene Abweichungen im Begriffssystem (Definition der Begriffe Erhebung, Verarbeitung und Nutzung) sind im Ergebnis weniger wichtig, da die Form der Umsetzung den Mitgliedstaaten freisteht. Schließlich räumt die Richtlinie bei verschiedenen Themen den Mitgliedstaaten die Wahl zwischen verschiedenen Lösungen ein, was z.B. dem deutschen Datenschutzgesetzgeber die Beibehaltung der Organisationsmodelle in der internen und externen Datenschutzkontrolle möglich macht (Bundes- und Landesbeauftragte für den Datenschutz, Aufsichtsbehörden für den privaten Bereich, betriebliche/behördliche Datenschutzbeauftragte). Das Angebot unterschiedlicher, aber im Ergebnis äquivalenter Lösungen war das wichtigste Instrument der deutschen Präsidentschaft auf dem Weg zum gemeinsamen Standpunkt.

(13) Die Regelungen zum internationalen Datenverkehr müssen neu geordnet werden. Das in der Richtlinie enthaltene Verbot, „den **freien Verkehr** personenbezogener Daten zwischen Mitgliedstaaten ... (zu) beschränken oder (zu) untersagen" (Art. 1 Abs. 2), bedeutet vereinfacht gesagt, daß für die Übermittlung an Stellen im EG-Ausland gleiche Grundsätze gelten müssen wie für die Übermittlung an Stellen im Inland. Deutsche und ausländische Behörden brauchen freilich nicht gleichbehan-

delt zu werden, soweit Daten deutschen Behörden im Hinblick auf ihre speziellen Aufgaben zur Verfügung zu stellen sind.

(14) Die **Übermittlung in Drittstaaten** ist dagegen grundsätzlich beschränkt, soweit ein Drittland kein angemessenes Schutzniveau gewährleistet (Art. 25 und 26). Ein besonderes Verfahren stellt sicher, daß die EG-Staaten von einer gemeinsamen Beurteilung ausgehen. Unabhängig vom Schutzniveau kann die Übermittlung in einer Reihe von Fällen zugelassen werden (mit Einwilligung des Betroffenen, in Erfüllung eines Vertrages mit dem Betroffenen, aufgrund eines Vertrags im Interesse des Betroffenen, aus wichtigem öffentlichen Interesse, im lebenswichtigen Interesse des Betroffenen, bei Transfer aus öffentlichen Registern). Darüber hinaus kann die Übermittlung erlaubt werden, wenn der Verantwortliche der Verarbeitung ausreichende Garantien hinsichtlich des Schutzes des Betroffenen erbringt. Auch hierzu gibt es ein Verfahren zur Harmonisierung der Praxis.

(15) Bei der Regelung des **anwendbaren Rechts** bei grenzüberschreitenden Sachverhalten verlangt die Richtlinie die Anwendung der Vorschriften eines Mitgliedstaates auf alle Tätigkeiten einer Niederlassung, die in seinem Hoheitsgebiet ausgeführt werden (Art. 4 Abs. 1a). Die Niederlassung muß auf Dauer eingerichtet sein; auf eigene Rechtspersönlichkeit kommt es nicht an. Im Ergebnis ist daher fast immer der Ort der Verarbeitung maßgeblich. Nur wenn Mitarbeiter im Ausland ohne Niederlassung, z.B. als Reisende, tätig werden und dabei Daten erheben und verarbeiten, gilt das für den Sitz ihres Unternehmens maßgebliche (am Ort der Verarbeitung mithin ausländische) Datenschutzrecht.

(16) **Einige Elemente** müssen **neu** in das Datenschutzrecht aufgenommen werden.

Der Betroffene kann jederzeit aus überwiegend schutzwürdigen, sich aus seiner besonderen Situation ergebenden Gründen **Widerspruch** gegen eine Verarbeitung einlegen (Art. 14).

Jeder erhält das Recht, keiner für ihn mit rechtlichen Folgen verbundenen oder ihn erheblich beeinträchtigenden Entscheidung unterworfen zu werden, die allein aufgrund einer automatisierten Verarbeitung von Daten zur Bewertung seiner Person ergeht, wie etwa zu seiner beruflichen Leistungsfähigkeit, seiner Kreditwürdigkeit, seiner Zuverlässigkeit oder seines Verhaltens (Art. 15).

Zumindest in diesen Fällen ist dem einzelnen ein Recht auf Auskunft über den logischen Aufbau der automatisierten Verarbeitung einzuräumen (Art. 12).

(17) Bei den **praktischen Auswirkungen auf medizinische Informationssysteme** ist zu unterscheiden zwischen dem Betrieb und dem wissenschaftlichen Sektor.

Die Problematik internationaler Datenbanken dürfte wesentlich entschärft sein, soweit diese das Gemeinschaftsgebiet betreffen. Fehlt bei Ansiedlung in einem Drittland ein angemessenes Schutzniveau, können die erwähnten Ausnahmetatbestände bis hin zur Genehmigung aufgrund ausreichend erbrachter Garantien weiterhelfen. Hier ist stets eine sorgfältige Auseinandersetzung mit den konkreten Gegebenheiten notwendig.

(18) Die Einstufung der Gesundheitsdaten als besonders sensitiv hat für den eigentlichen Medizinbetrieb keine Bedeutung, da sie nicht gilt, soweit die Verarbeitung durch ärztliches oder sonstiges Personal erfolgt, das dem Berufsgeheimnis oder einer entsprechenden Geheimhaltungspflicht unterliegt (Art.8 Abs. 3). Im übrigen kann der nationale Gesetzgeber eine Verarbeitung und Nutzung von Gesundheitsdaten im Rahmen medizinischer Informationssysteme unter den Gesichtspunkten zulassen, daß diese „für die Wahrung lebenswichtiger Interessen der betroffenen Person" erforderlich sind oder daß die Verarbeitung „erforderlich (ist) für die Wahrnehmung einer Aufgabe, die im öffentlichen Interesse liegt" (Art 7 d und e).

(19) Während das Widerspruchsrecht wohl nur marginale Bedeutung erlangen wird, könnten die Begrenzung der automatisierten Einzelentscheidung und das korrespondierende Auskunftsrecht über den logischen Aufbau (Art. 15, Art. 12 Nr. 1) beispielsweise in der Psychiatrie, der Fortpflanzungsmedizin und der Lebenserhaltungsmedizin durchaus praktische Bedeutung gewinnen. Die Richtlinie verbietet, die Problematik der Automatisierung persönlichkeitsnaher Entscheidungen zu verdrängen. Sie akzeptiert aber automatisierte Entscheidungshilfen oder -beiträge; entscheidend bleibt, daß der Betroffene seine Belange in das Entscheidungsverfahren einbringen kann.

(20) Für **wissenschaftliche Informationssysteme** enthält die Richtlinie teilweise stark abweichende Vorgaben. Auf der einen Seite verkürzt die Richtlinie die Auskunfts- und Korrekturrechte des einzelnen in einschneidender Weise, soweit die Daten (nur) für Zwecke der wissenschaftlichen Forschung verarbeitet werden. Weder muß

der Betroffene von der Verarbeitung unterrichtet werden (Art. 11 Abs. 2), noch hat er Anspruch auf Auskunft, Berichtigung, Löschung oder Sperrung (Art. 13 Abs. 2). Es genügt, wenn der Mitgliedstaat geeignete Garantien vorsieht, insbesondere ausschließt, „daß die Daten für Maßnahmen oder Entscheidungen gegenüber bestimmten Personen verwendet werden". Ob auch das Widerspruchsrecht in diesem Umfang beschränkt werden kann, erscheint fraglich (vgl. Art. 14a).

(21) Für die medizinische Forschung ist zunächst der Zweckbindungsgrundsatz insofern von Bedeutung, als die wissenschaftliche Verarbeitung und Nutzung von Daten, die bei der Behandlung entstanden sind, nicht für identische und wohl auch nicht in mit dem Primärzweck zu vereinbarender Weise erfolgt. Jedenfalls kann die Aufbewahrungsdauer von Patientendaten nicht ohne weiteres aus Gründen der wissenschaftlichen Forschung verlängert werden (Art. 6 Abs. 1 b und e). Allerdings kann der Gesetzgeber eine Verarbeitung zu wissenschaftlichen Zwecken als „erforderlich ... im öffentlichen Interesse" zulassen (Art. 7 e). Eine längere Aufbewahrung muß durch „geeignete Garantien" flankiert werden (Art. 6 Abs. 1 e).

(22) Der Sonderschutz für Gesundheits- und andere sensitive Daten wird bei wissenschaftlichen Informationssystemen im allgemeinen zu beachten sein. Zwar gilt die Ausnahme (Art. 8 Abs. 3) auch für die „Gesundheitsvorsorge". Die medizinische Forschung wird man aber darunter nicht fassen können. Zudem fehlt es an der Voraussetzung, daß die Verarbeitung (allein) durch Personen erfolgt, die dem Berufsgeheimnis oder einer entsprechenden Geheimhaltungspflicht unterliegen. Nur wenn das für die wissenschaftliche Datenverarbeitung tätige Personal bezüglich aller verarbeiteten Daten auch in den Behandlungszusammenhang einbezogen ist, ist diese Voraussetzung erfüllt.

Aus Gründen eines wichtigen öffentlichen Interesses kann der Gesetzgeber aber die Verarbeitung sensitiver Daten auch zugunsten wissenschaftlicher Zwecke ausnahmsweise erlauben, wobei angemessene Schutzbestimmungen zu treffen sind. Solche Ausnahmen sind der Kommission (und damit den anderen Mitgliedstaaten) mitzuteilen (Art. Abs. 4 und 6).

Grundlagen

Datenschutz im politischen und sozialen Interessenausgleich

Klaus-Rainer Kalk

Das Thema könnte uns eine ganze Woche brennend und ständig neues fordernd beschäftigen, aber Sie und ich haben jeweils nur 15 Minuten zur Verfügung. Also ist Konzentration gefragt, und in der Sache werden Gedankenanrisse dominieren. Keine gedankliche Variation ohne substanzielle Ausgangspunkte. Beginnen wir also mit den Substantiva „Datenschutz" und „Interessenausgleich".

1. Datenschutz

Datenschutz - hinter diesem Begriff verstecken sich immer zwei Teile, die zusammen ein solides Gebilde abgeben sollten: ein rechtlicher und ein technisch-organisatorischer Teil. Zum technisch-organisatorischen Teil werden wir aus berufenem Munde heute und morgen noch vieles hören. Mein Referat wird versuchen, die rechtspolitische und soziale Dimension dieses Begriffes zu skizzieren.

Persönlichkeit und Würde des Menschen - wieder zwei Komponenten, aus denen das Bundesverfassungsgericht in seiner schon zeitlosen Entscheidung vom 15. Dezember 1983 das Grundrecht auf informationelle Selbstbestimmung geschaffen hat. Jeder einzelne von uns hat danach das verfassungsrechtlich verbürgte Recht - in Sachsen-Anhalt sogar eigens im Artikel 6 der Landesverfassung festgeschrieben - grundsätzlich selbst zu bestimmen, wer was wann zu welchem Zweck und wie lange über ihn wissen darf und soll.

Das Grundrecht gilt vorrangig für den Umgang des Bürgers mit öffentlichen, also staatlichen Stellen. Schon zeichnen sich aber neue Tendenzen ab, die dahin zu gehen scheinen, daß sich aus diesem Grundrecht auch Lebensregeln für das Miteinander der Menschen in ihrer Privatsphäre entwickeln könnten, die über die bisher eher bescheidenen gesetzlichen Ansätze im Bundesdatenschutzgesetz zum Umgang mit personenbezogenen Daten im privaten Geschäftsverkehr hinausgehen. Sicher ist schon heute: Das Grundrecht hat große Bedeutung und Auswirkungen im Bereich der Medizin und - wenn ich das so sagen darf - im ganzen Medizinbetrieb. Es erreicht den Arzt in seiner

Praxis ebenso wie die kurativen und administrativen Bereiche eines Krankenhauses, das fachspezifische Labor ebenso wie die Röntgendiagnostik, die amtsärztliche Tätigkeit ebenso wie die medizinische Forschung, die Rettungsorganisationen ebenso wie die Versicherungen und die öffentlichen Rententräger.

Die Aufzählung erhebt keinen Anspruch auf Vollständigkeit, sondern soll nur die Vielfalt der tatsächlichen rechtlichen und menschlichen Beziehungen andeuten und skizzenhaft erkennen lassen, wo überall sich notwendige Informationswege ergeben, deren Schutz große Bedeutung zukommt.

Wenn von Schutz im medizinischen Bereich die Rede ist, denken viele von Ihnen zu Recht an die bekannte Bestimmung des § 203 im Strafgesetzbuch, die Ärzten, Apothekern oder Angehörigen eines anderen Heilberufs, aber auch den Angehörigen privater Kranken-, Unfall- oder Lebensversicherungen oder einer privatärztlichen Verrechnungsstelle, die Verletzung von Privatgeheimnissen bei Strafe verbietet. Sie gilt natürlich auch für die vielen dienstbaren Geister um und neben dem Arzt in Krankenhäusern, Praxen und bei Hilfsorganisationen, ohne die eine medizinische Versorgung gar nicht möglich wäre.

Aber es gibt sehr viel mehr gesetzliche Bestimmungen, die den Schutz des Bürgers im medizinischen Bereich gewährleisten sollen: das **Sozialgeheimnis** in § 35 SGB I, das gewährleisten soll, daß Sozialdaten von den Leistungsträgern nicht unbefugt erhoben, verarbeitet oder genutzt werden, die zahlreichen **Einzelbestimmungen** im Sozialgesetzbuch V, die für den Bereich der gesetzlichen Krankenversicherung regeln, was diesen bei der Behandlung des Versicherten an medizinischen Daten bekanntgegeben oder besser nicht bekanntgegeben werden darf, das **Amtsgeheimnis** für den Bereich des öffentlichen Gesundheitswesens und das **Datengeheimnis**, wie es im Bundesdatenschutzgesetz und in den Landesdatenschutzgesetzen festgeschrieben worden ist.

Dazu kennen wir für den Umgang mit personenbezogenen medizinischen Daten inzwischen eine Vielzahl obergerichtlicher und höchstrichterlicher Entscheidungen. Denken Sie beispielsweise an die Entscheidungen des Bundesgerichtshofs aus den Jahren 1991, 1992 und 1993 zur verbotenen Weitergabe einer Patientenkartei an einen Praxisnachfolger ohne Einwilligung der Patienten und das Verbot der Weitergabe von Abrechnungsunterlagen des Arztes an eine Verrechnungsstelle ohne Zustimmung des Patienten, aber auch an das weniger bekannte Urteil des Bundessozialgerichtes aus dem Jahres 1985, das die Weigerung einer Krankenkasse für richtig erklärt, Angehörigen Auskünfte über ärztlich verordnete Medikamente einer Versicherten zu geben.

Wo soviel Schutz für die Betroffenen winkt, sollte doch alles in Ordnung sein. Doch es gibt Schatten, viel Schatten, der auf die Rechte der Betroffenen fällt, ohne daß diese auch nur eine Chance haben, ihre Selbstbestimmung und ihre persönliche Integrität zu wahren. **Eine** Begründung für das Mißverhältnis zwischen Ethik, Recht und Wirklichkeit lautet: Interessenausgleich.

2. Interessenausgleich

Hinter diesem Begriff versteckt sich eine Fülle unterschiedlichster persönlicher, politischer und sozialer Motive, aber auch vorgeschobene Zwänge für die angeblich unabweisbare Übermittlung oder Nutzung personenbezogener Daten der im medizinischen Geflecht gefangenen Betroffenen. Im Kern wollen sie sich alle aus der schlichten Lebensweisheit ableiten, der einzelne Mensch sei nun einmal nicht alleine auf der Erde, sondern befinde sich in einem hochdiffizilen Geflecht rechtlicher und sozialer Beziehungen zu einer Vielzahl staatlicher und privater Institutionen und, last not least zu seinen Mitmenschen. Dagegen ist in einem demokratischen und sozialen Rechtsstaat ja kaum etwas einzuwenden, wohl aber gegen die daraus abgeleiteten Folgerungen, die für den einzelnen vielfach undurchschaubar, oft gefährlich und in nicht wenigen Fällen sogar menschenunwürdig sind.

Beispiele wollen, sollen Sie hören.

a) Das Bundesverwaltungsgericht erklärte es 1988 in einem vorläufig letzten Urteil für unerläßlich, daß in staatlichen Krankenhäusern die Abrechnung liquidationsberechtigter Ärzte durch die Rechnungsprüfung selbstverständlich anhand der Patientenakten kontrolliert werden müsse.

In seiner Begründung beschäftigt sich das Gericht viel mit den als nachrangig bezeichneten Rechten der Ärzte, von den betroffenen Persönlichkeitsrechten der Patienten spricht es erst gar nicht. Ob das derzeit dazu beim Bundesverfassungsgericht anhängige Verfassungsbeschwerdeverfahren hier eine neue Wertung bringen wird, bleibt abzuwarten.

b) Die insgesamt für alle gesetzlich krankenversicherten Bürger enorm gestiegenen Kosten sind Anlaß zu gravierenden Einschnitten des Gesetzgebers, aber auch zu forschen Einzelattacken von Leistungsträgern geworden. So wurden aus Bayern Fälle bekannt, bei denen Krankenkassen ihre Vertragsärzte in der Praxis, aber auch im Krankenhaus aufgefordert haben, Entlassungsberichte zu übersenden.

c) In Hamburg wurden im Rahmen der nach § 113 SGB V grundsätzlich zulässigen Wirtschaftlichkeitsprüfung auch Fragebögen zur Patienten- und zur Personalstruktur verteilt, die zumindest teilweise unzureichend anonymisiert waren und so einer privaten Wirtschaftsprüfungsgesellschaft zur Auswertung übergeben werden sollten.

d) Das am 1. Januar 1993 in Kraft getretene Gesundheitsstrukturgesetz des Bundes hat auch die Vorschriften zur gesetzlichen Krankenversicherung im SGB V geändert und dabei das alte Tabu bei der Übermittlung von Versichertendaten durch Leistungsträger an kassenärztliche Vereinigungen bzw. an Krankenkassen zu Abrechnungszwecken für Ärzte und Krankenhäuser gebrochen. Als Folge werden nun zum Beispiel die persönlichen und medizinischen Daten von Metadonsubstituierten, aber auch die ambulanter Notfallpatienten in Krankenhäusern im Einzelfall übermittelt.

e) Mit dem Mantel der unerläßlichen Forschung umgeben manche Bundesländer die Pflicht der behandelnden Ärzte, personenbezogene Angaben über ihre Krebspatienten in ein Landeskrebsregister zu melden, gleich, ob die Patienten dieses wünschen oder nicht, ja oft erfahren sie gar nichts von dieser Meldung. So wird noch das kleinste Bronchial- und Vaginalkarzinom Ursache und Begründung zugleich für die bis ins Detail gehende Entblätterung des Betroffenen.

f) Neue „soziale Pflichten" kommen auf uns alle zu. Ein Entwurf eines Bundestransplantationsgesetzes sieht die Möglichkeit, ja sogar die Verpflichtung von Krankenhäusern vor, personenbezogene Daten von bei ihnen befindlichen, lebenden Patienten an Transplantationszentren und sogar an übernationale Vermittlungszentralen zu melden, wenn der Patient als geeigneter Organspender im Falle seine Todes in Frage kommt. Von der „Sozialpflichtigkeit des Fleisches" wird das als Begründung gemurmelt, natürlich nicht geschrieben. Wie sich dies mit dem von mir rechtlich beschriebenen und von uns allen als Selbstverständlichkeit angesehenen Persönlichkeitsbild des Menschen vertragen soll, bleibt Ihrer Phantasie überlassen. Wohin bewegt sich diese Gesellschaft?

Zeigen nun schon diese wenigen Beispiele, daß sich der als ein Element des Persönlichkeitsschutzes verstandene Datenschutz nicht mit einem sozialen Interessenausgleich verträgt? Brauchen wir insoweit neue Regeln im Recht?

3. Resümee und Ausblick

Ich meine nein. Und das nicht nur, weil hier bewußt Beispiele offensichtlicher Unvereinbarkeit aufgezeigt worden sind. Nicht nur im Berufsleben eines Datenschutzbeauftragten, sondern im Erfahrungsbereich eines jeden Menschen kennen wir Situationen und Lösungen, wo die Rechte des einzelnen mit denen seiner Mitmenschen oder mit denen der vom Staat zu beachtenden Interessen der Allgemeinheit abgewogen werden müssen. Dabei wird der einzelne mal aus eigener Einsicht und mal als Folge staatlichen Überzeugungszwanges zurückstecken müssen. Der demokratische und soziale Rechtsstaat unserer Lebenssphäre zeichnet sich jedoch durch zwei Dinge besonders aus:

Er respektiert die freie Entscheidung des einzelnen, auch und gerade wenn der sich in Kernfragen seines Lebens noch so wohl erwogenen sozialen Zwängen verweigert, und er garantiert ein hohes Maß an Einzelfallgerechtigkeit, auch wenn dies der politischen Überzeugung der Mehrheit im Staatswesen widerspricht.

Im Bereich der medizinischen Behandlung und Forschung muß deshalb stets berücksichtigt werden, daß der einzelne schon deshalb besonders schutzbedürftig ist, weil er sich mit einer ohnehin durch die Krankheit beschränkten Handlungsfähigkeit in ein vielfältiges Abhängigkeitsverhältnis begeben muß. Dann soll er sich sowohl der menschlichen Unterstützung des ihn behandelnden Umfeldes als auch der materiellen Sicherheit durch die leistenden Institutionen sicher sein dürfen.

Ihn in einer solchen Situation zu destabilisieren, geschweige denn, über ihn selbst und seinen Willen hinweg zu disponieren oder ihn ganz oder teilweise zu Allgemeingut zu erklären, wäre Unrecht und menschenunwürdig zugleich.

Und noch etwas sollte uns neben rechtlichen Erwägungen selbstverständlich sein: Weg von falscher Geschäftigkeit und Geschäftstüchtigkeit - etwas mehr Rückbesinnung auf Lebenswerte und Erlebenswertes.

Medizinische Informationssysteme können - wie fast jedes vom Menschen geschaffene Hilfsmittel - schaden oder nutzen. Sorgen wir alle dafür, daß sie schon durch ihre

Konzeption und die organisatorisch richtige Anwendung und Kontrolle zum Nutzen für den Betroffenen beitragen. Auf die Politik allein ist dabei kein Verlaß.

Notwendigkeit und Grenzen der Datenkommunikation aus medizinischer Sicht

Wolfgang Weise

1. Einleitung

„Es begab sich aber zu der Zeit, daß ein Gebot von dem Kaiser Augustus ausging, daß alle Welt geschätzt würde. Und diese Schätzung war die allererste...Und jedermann ging, daß er sich schätzen ließe, ein jeglicher in seine Stadt. Da machte sich auf auch Joseph aus Galiläa, aus der Stadt Nazareth, in das jüdische Land zur Stadt Davids, die da heißt Bethlehem, darum, daß er von dem Hause und Geschlechte Davids war" [10].

Statistische Erhebungen sind nichts Außergewöhnliches und lassen sich, wie dieses Beispiel aufzeigen möge, bis in das Altertum zurückverfolgen. Solche Erhebungen lagen zudem auch und vor allem im Interesse einzelner Gruppierungen. Je vollkommener die Datenerfassung wurde, je größer war die Gefahr ihres Mißbrauchs. Allein die deutsche Geschichte unseres Jahrhunderts liefert genügend Hinweise für den perfektionierten Mißbrauch der erfaßten und damit verfügbaren Daten, auch im medizinischen Bereich. Die perfektionierte Datenerfassung war die Basis ihres perfektionierten Mißbrauchs.

2. Allgemeine statistische Erhebungen in der Medizin

Natürlich gibt es auch in der Medizin bedeutsame statistische Erhebungen, an deren Nützlichkeit kein Zweifel besteht. Drei Einsatzbereiche werden durch die computergestützte Datenerfassung betroffen:

- Erfassung demographischer Grunddaten,

- wissenschaftliche Datenmaterialaufbereitung in der Forschung und Klinik,

- klinische, organisatorische, personenbezogene Datenerfassung.

Jahr	Einwohner N	Geburten N	Geburten / 100 Einwohner	Totgebo- renenrate in ‰	Säuglings- sterblichkeit in ‰	Perinatale Mortalität in ‰
1876	88137	3629	40,7			
1881	98000	3565	36,6	41,2	265,6	~109,7
1883	101500	3877	38,2	35,6	286,8	~107,6
1989	288355	3470	12,0			
1992	272516	1572	5,8	2,5	7,0	5,08
1994	266048	1378	5,2			

Abbildung: Ausgewählte statistische Daten Magdeburgs (nach [10,16])

Wissenschaftliche Untersuchungen stützen sich auf ein dezentralisiertes Datenmaterial in Kliniken und lassen sich kaum mißbrauchen. Im folgenden soll daher nur auf die erste und letzte Gruppe eingegangen werden, wobei in der letzten Gruppe der eigentliche Zündstoff liegt, da hier personenbezogene, das Arztgeheimnis betreffende Daten im großen Umfang computerisiert werden.

In einer Festschrift zur 57. Versammlung Deutscher Naturforscher und Ärzte vor gut 100 Jahren, aus dem Jahre 1884, berichtete der Medizinalrat Dr. L. Böhm über die Sterblichkeitsverhältnisse in der Stadt Magdeburg. In dem Zeitraum von 1876 bis 1994 bewegten sich die Einwohnerzahlen zwischen 88000 und 288000. Die Fruchtbarkeitsziffern sanken von 40,7 auf 5,2%. Die Totgeborenenrate lag im vergangenen Jahrhundert um das 16fache höher, die Säuglingssterblichkeit sogar um das 41fache [10, 16]. Diese Erfolge wurden auch durch statistische Erhebungen erreicht und sind erst durch die Datenerfassung zugänglich.

Im ältesten Gebärhaus der Welt, dem Hôtel de Dieu, in Paris starben im Jahre 1664 zwei Drittel der Entbundenen vorwiegend an Kindbettfieber. Allein in Preußen wurden in einem 60jährigen Zeitraum des 19. Jahrhunderts 363624 Frauen Opfer dieser „Seuche", d.h. mehr als an Cholera und Pocken zusammen. Ausgehend von einer Einzelfallbeobachtung hat im Jahre 1846 Semmelweis durch einen statistischen Vergleich die kausalen

Zusammenhänge des Kindbettfiebers aufklären können. An der I. Wiener Gebärabteilung lag die Müttersterblichkeit mit 11,4% 5mal so hoch wie in der II. geburtshilflichen Abteilung, indem von 4010 Entbundenen 459 Frauen starben. Heute beträgt diese Zahl nach der Bayerischen Perinatalerhebung 10,18/100000 Geburten. Unter diesen 67 Absoluttodesfällen sind lediglich 2 durch Scpsis bedingt [11].

Der Humangenetiker Lenz hat im Jahre 1964 anhand von Einzelbeobachtungen und statistischen Vergleichen die Thalidomidembryopathie aufgedeckt, die schließlich die Conterganaffäre auslöste. Danach wurde aber die gesamte Forschung auf dem weiten Feld der Fehlbildungsursachen, Arzneimittelprüfung, Medikamentenkontrolle und Bevölkerungsüberwachung in Gang gesetzt.

3. Der Umgang mit klinischen Daten, Qualitätssicherung

Alle bislang angeführten Beispiele sind Erhebungen allgemeiner Art oder Datensammlungen, die sich auf spezielle Fragestellungen zwar beziehen, ohne jedoch persönliche Bereiche zu tangieren. Die Entwicklung der Datenerfassung in der Medizin überschreitet aber schon längst persönlichste und intimste Bereiche. Der Behandlungsvertrag zwischen Arzt und Patient, d.h. zwischen zwei Personen, ist längst trotz aller gegenteiligen Beteuerungen des Datenschutzes zur Farce geworden [19]. Der Vertrag beruht in seinem Wesen auf einem Vertrauensverhältnis, wobei sich der Arzt zum sogenannten Arztgeheimnis, das der Schweigepflicht unterliegen sollte, bekennt. Nicht mehr der Arzt mit seinem Patienten bestimmt diesen Vertrag, sondern Ökonomie, Juristerei und Versicherungen sind bei jedem sogenannten vertrauensvollen Arztgespräch zugegen. Aufzeichnungen, die dem Arzt primär als Gedächtnisstütze dienten, sind zum juristischen Dokument hochstilisiert. Aus der individuellen Krankengeschichte wird die normierte [9]. Etwa 30% ärztlicher Handlungen, einschließlich von Untersuchungen sind juristisch diktiert und nicht medizinische indiziert. Basis hierfür ist trotz Krankenhausrecht der freizügige Umgang mit ärztlichen Daten, die auf der zunehmend perfektionierten computergestützten Datenerfassung beruhen und die die Qualitätssicherung mit einschließen [8]. Die ärztliche individualisierte und personifizierte Ware 'Diagnostik und Therapie' wird, durch Statistiken konfektioniert, im Kaufhaus der Kliniken und Gemeinschaftspraxen angeboten. Die sozialistische, in der Wende verdammte und aufgelöste Poliklinik mit dem 'Alles-gehört-allen' ist gegenwärtig nicht nur in Umrissen wieder erkennbar. Der Zeitpunkt, zu dem Versicherungen oder Krankenhausgesellschaften das Prozedere der ärztlichen Diagnostik und Therapie durch Nichtärzte bestimmen, kommt deutlich näher. Dominierend werden ökonomische oder juristische Gründe sein. Das statistische Mittelmaß wird zum goldenen Schnitt. Jede Abweichung wird als Sakrileg geahndet. Inzwischen klagen die Versicherungen häufiger als Patienten bei den ärztlichen Schlichtungsstellen und berufen sich dabei auf eben dieses statistische Mittelmaß als Maß aller Dinge.

Die medizinischen statistischen Daten - dazu zählen auch die Daten der Qualitätssicherung - werden zum einengenden Zunftgürtel, der der ärztlichen Kunst und, noch weit schlimmer, der medizinischen Forschung keinen Handlungsfreiraum mehr bietet. Jede ärztliche Handlung, einschließlich Forschung, wird per Computer registriert, auf Mittelwertsgenauigkeit überprüft und bewertet. Neue Wege in Diagnostik und Therapie, Innovationen in der Arzneimittelforschung und Pharmaindustrie sowie in der Gentechnik werden nur noch im Ausland gegangen. Deutschland humpelt bei zunehmender Arbeitslosigkeit hinterher.

Das Zunftwesen mit seinen unendlichen Vorschriften und Überprüfungen leitete das Ende des Mittelalters ein und wird gegenwärtig zur bestimmenden Größe. Selbst solche Grunddefinitionen wie 'Facharzt' werden durch Fachkundennachweise, die sich wiederum an statistische Daten halten, aufgelöst.

Der qualitative Sprung im Arzt-Patienten-Verhältnis läßt das 'Kaufhausdenken' auch des Patienten immer deutlicher hervortreten.

- Das unerwünschte oder fehlgebildete Kind wird wie das ranzige Brötchen weggeworfen bzw. abgetrieben.
- Ärzte werden zur Unterhaltszahlung verurteilt, nur weil die Alternative, die Tötung des Fetus, nicht erfolgt ist.
- Vom im weitesten Sinn nichtfunktionierenden Partner läßt man sich scheiden
- und die Alten werden in möglichst weit abgelegene Alters- und Pflegeheime abgedrängt.
- Der Mensch wird durch die statistische Verfügbarkeit zur Ware, die man gewinnträchtig einsetzen oder möglichst verlustarm abschieben kann.
- Der eigene Körper ist Lustgewinn oder schmähenswert, auf keinen Fall mehr bekennenswertes Schicksal.

4. Das ärztliche Gelöbnis im qualitativen Wandel

Eine unüberschaubare Personengruppe hat schon jetzt freien Zutritt zu Daten der persönlichen Krankengeschichte, die eigentlich nur Arzt und Patient etwas anzugehen hat, obgleich der Datenschutz eindeutig erscheint [19]. Zwar findet noch das persönliche Gespräch zwischen Arzt und Patient unter vier Augen statt. Es ist aber zum inhaltslosen, vorwiegend rechtlichen Aufklärungsritual abgeflacht [17]. Wenngleich die standesrechtliche Berufsordnung der Ärztekammern mit dem darin enthaltenen Gelöbnis sich auf den hippokratischen Eid mit seinen berufsethischen Verhaltensregeln beruft, unterhöhlt die ärztliche Praxis jeden einzelnen Satz und führt ihn ad absurdum. Wieweit die Kluft zwischen ethischem Auftrag und Berufspraxis auseinander weicht, mögen zwei Beispiele erhellen. Kein Mensch nimmt Anstoß, wenn deutsche Ärzte in ihrem Kammerbereich sehr persönlich geloben: „Ich werde jedem Menschenleben von seinem Beginn, der Verschmelzung von Ei- und Samenzelle, an Ehrfurcht entgegenbringen und selbst unter Bedrohung meine ärztliche Kunst nicht in Widerspruch zu den Geboten der Menschlichkeit anwenden." Trotz dieses Bekenntnisses werden Schwangerschaftsabbrüche mit staatlicher Duldung in Größenordnungen von mehreren Hunderttausend jährlich vorgenommen. Die neuerliche Diskussion des § 218 läßt den künftigen Weg auf diesem Gebiet schon erahnen.

Wenn einzelne Ärzte verurteilt werden, spielt meist das Arztgeheimnis sehr medienwirksam eine große Rolle. So möchte man es fast natürlich bezeichnen, wenn sich die Ärzteschaft im Gelöbnis für die Wahrung des Arztgeheimnisses bekennt, auch wenn es an keiner Stelle mehr gewahrt werden kann. So heißt es in der Ärzteordnung der Ärztekammer Sachsen-Anhalt wie wahrscheinlich in allen Ärzteordnungen der Kammerbereiche: „Ich werde alle mir anvertrauten Geheimnisse auch über den Tod des Patienten hinaus wahren."

Niedergelassene Ärzte dürfen nun zwar Patientenkarteikarten nicht ohne weiteres ihrem Nachfolger übergeben, dafür werden aber in den großen Krankenhäusern, den Kassenärztlichen Vereinigungen und den Versicherungen Patientendaten über intimste Details hin- und hergeschoben, ohne daß sich hierüber noch jemand grundsätzliche Gedanken macht. Die wörtlich formulierte Diagnose auf dem fast öffentlichen Krankenschein, die eigentlich intimer als Verdienst, Parteizugehörigkeit oder Konfession sein sollte, ist kein Anstoß mehr. Lediglich die Art der Erfassung, wie mit welchem Computer, welchen

Softwareprogrammen, bei welcher Vernetzung, ob durch externe Firmen oder intern, bei welchem Mehrbedarf an Personal u.a.m. hat Berechtigung, noch diskutiert zu werden. Allein der Verwaltungsbereich der großen Kliniken läßt die Durchlässigkeit dieses ärztlichen Lippenbekenntnisses erahnen. Alle Verwaltungsbereiche werden mit mehr oder weniger Patientendaten bis hin zur einzelnen patientenbezogenen ärztlichen Leistung gespeist, die damit überprüfbar und patientenbezogen verfügbar wird. Trotzdem bleiben Sinn und Basis des universitären klinischen Bereiches auf den persönlichen Behandlungsvertrag zwischen Arzt und Patient konzentriert. Alles Zusätzliche ist dem Wesen nach Ballast, das der Konzentration ärztlicher Leistungen, der Wartung moderner Technik und der ökonomischen Organisation dienen sollte, aber nie Selbstzweck sein darf. Auch die computergestützte Datenerfassung bedeutet nicht Abbau, sondern letztendlich Ausweitung der Bürokratie durch das Angebot subtilerer Datenströme. Der Personenkreis, der mit Intimdaten umgehen wird, erfährt dadurch eine noch umfangreichere Ausweitung.

5. Versicherungen und Arztgeheimnis

Versicherungen fordern ohne Bedenken ärztliche Diagnosen und Aussagen über persönliche Verhaltensweisen, die eigentlich zum Intimbereich eines jeden Menschen gehören. Mit dem Versicherungssuchenden wird ohne Pauschalunterschrift kein Versicherungsvertrag abgeschlossen. Die Pauschalunterschrift berechtigt zum Abfragen detaillierter persönlicher ärztlicher Daten und kann sogar zum Vergleich verschiedener ärztlicher Aussagen herangezogen werden. Rechtlich können zwar pauschale und weitreichende „Entbindungen von der Schweigepflicht" gegen Versicherungen unwirksam sein; der Grenzpfahl läßt sich aber bei der allgemein bestehenden Datendurchlässigkeit vom Arzt nicht mehr erkennen [5, 17].

Im Gegensatz hierzu wird keine Versicherung ihren Versicherten, weder andeutungsweise und schon gar nicht im Detail, Durchlässigkeit ihrer Daten bzw. den Verwendungszweck ihrer Prämien vorzeigen. Die Größe der Versicherungsgebäude vermag Rückschlüsse auf den enormen Verwaltungsapparat mit seinem Bürokratismus in diesen Institutionen zulassen. Die Pracht dieser Gebäude, mit denen lediglich die Banken noch konkurrieren können, gibt Hinweise auf das Ausmaß der zweckentfremdeten Verwendung der Versicherungsprämien. Die Fülle der von Versicherungen organisierten Veranstaltungen, die von Wanderungen bis zur Schwangerenvorsorge reichen, zeigt die unkontrollierte Unbekümmertheit im Umgang mit den anvertrauten Prämien und der daraus erzielten Gewinnabschöpfung. Es lohnt sich der Rückblick in die Anfänge der Bismarck'schen Sozialgesetzgebung, um den qualitativen Wandel des Versicherungsgedankens durch eine mißbräuchliche Datenerfassung zu erkennen. Im „Gesetz, betreffend die Krankenversicherung der Arbeiter" vom 15. Juni 1883 werden auf 16 Seiten die gesetzlichen Grundlagen erörtert. Nicht ein Mal fällt aber das Wort 'Arzt', denn es geht ja auch um das Überlebensrecht bei Krankheit. Im Mittelpunkt steht demnach nicht der Arzt mit seiner Diagnose, sondern das Sozialwesen 'Mensch', das in seiner Existenz gefährdet oder erheblich beeinträchtigt ist. Der Versicherungsapparat war zu einem Teil noch ehrenamtlich. Entsprechend billig fielen die Prämien aus. Sie durften in der Krankenversicherung nicht 2% und in der Alters- bzw. Invaliditätsversicherung nicht 3% des Lohnes übersteigen. Die Versicherung als Institution war kaum erwähnenswert.

Der Arzt stand, durch sein noch anerkanntes Gelöbnis gebunden, außerhalb jeglicher Vorschrift. Es war ja auch die Blütezeit der deutschen Medizin, die als führend in der Welt galt. Ärztliche Kunst und ärztliches Vertrauen waren nicht hohle Worthülsen, sondern Aufgabe und Inhalt ärztlicher Tätigkeit. Die Freiheit und das Berufsethos der deutschen Ärzteschaft waren sprichwörtlich.

6. Ärztliche Aufzeichnungen, Personalcomputer am Arbeitsplatz

Unter datenschutzrechtlichen Aspekten werden Voraussetzungen zum Computereinsatz im Krankenhaus in der Literatur sehr ausführlich erörtert und mit Auflagen versehen [1, 14, 15]. Hierzu zählen auch die ärztlichen Aufzeichnungen und Patientendokumentationen, die bei mangelhafter Führung die Umkehr der Beweislast im Schadensfall bewirken können [18]. Schriftliche Aufzeichnungen werden gegenwärtig durch ihr Element der Glaubwürdigkeit im Streitfall zur wichtigsten Möglichkeit, Befunde, erbrachte Leistungen und Vorgehensweisen zu untermauern oder gar zu beweisen [6]. Ungeklärt bleibt die Frage nach dem Eigentum an der Krankengeschichte, die im ärztlichen Vertrauensverhältnis erhoben wurde [7]. Der Datenschutz versucht durch Auflagen die Entwicklung unkontrollierter, personengebundener Datentransfers in nichtmedizinische Institutionen zu begrenzen, trifft aber damit vorzugsweise die Forschung, die schon erheblich behindert ist [3, 19].

7. Ausblick

Die Kostenexplosion im Gesundheitswesen hat mit zu den großen Erfolgen der Medizin beigetragen. Die Deckung dieser Kosten läßt sich nicht nur als Einbahnschiene durch den Abbau ärztlicher Leistungen, sondern nicht unerheblich durch rationalisierten Einsatz der Versicherungsprämien mit sichern.

Deutschland hat den günstigsten Platz in der 'perinatalen Mortalität' erreicht. Trotz dieser niedrigsten Morbiditäts- und Mortalitätszahlen haben Prozesse gegen Ärzte Hochkonjunktur. Die Versicherungsprämien erreichen in der Geburtshilfe sicher bald die 100000 DM-Marke. Ursache hierfür sind eben nicht die qualitativ abfallenden medizinischen Leistungen, sondern das mißbrauchte und gestörte Vertrauensverhältnis zwischen Arzt und Patient. Die computergestützte Datenerfassung ist daran nicht schuldlos, und dabei befindet sich dieser Prozeß noch in Entwicklung. Trotzdem steht eigentlich der computergestützten, aber dezentralisierten Datenerfassung nichts im Wege. Bedenklich wird diese Entwicklung hingegen bei zentraler oder zunehmend zentralisierter, personenbezogener, klinikübergreifender Datenerfassung. Das Aegroti-salus - suprema-lex sollte bei allem Optimismus zentraler Datenerfassung nicht in ein Numerus-in-medicina - suprema-lex umschlagen. Es fällt schwer, die parteipolitisch divergierende Empörung unter datenschutzrechlichen Gesichtspunkten über den großen 'Lauschangriff' nur im Ansatz ernst zu nehmen, wenn das gebrechliche Vertrauensgebäude der ärztlichen Schweigepflicht offene Scheunentore aufweist.

Literatur

[1] Andrisek, S.: Datenschutz und Datensicherheit. In: Personalcomputer im Krankenhaus, hsg. v. Ohmann, C., und R. Heicapell. Thieme Stuttgart 1990, S. 199 ff.

[2] Berufsordnung der Ärztekammer Sachsen-Anhalt v. 29.1.1992

[3] Bochnik, H.J.: Ein „medizinisches Forschungsgeheimnis" im Datenschutzgesetz könnte deutsche Forschungsblockaden beseitigen. MedR (1994), 398-400

[4] Böhm, L.: Volksbewegung und Sterblichkeitsverhältnisse der Stadt Magdeburg. In: Magdeburg. Festschrift für die Mitglieder und Teilnehmer der 57. Versammlung Deutscher Naturforscher und Ärzte, hrsg. v. Rosenthal. Faber'sche Buchdruckerei Magdeburg 1884, S. 169-183

[5] Dierks, C.: Schweigepflicht und Datenschutz in Gesundheitswesen und medizinischer Forschung. Verlag V. Florentz GmbH München 1993, S. 8

[6] Koeve, A.; Koeve, D.: Ärztliche Aufzeichnungen und Recht. Thieme Stuttgart 1994, S. 37 ff.

[7] Köhler, C.O.: Medizinische Dokumentation im Neuen Gesundheitswesen, NfD 45(1994), 135-142

[8] Krankenhausrecht: Rechtsvorschriften des Bundes und der Länder. Dtsch. Krankenhaus Verlagsges. mbH, Ausgabe 1991, S. 291 ff.

[9] Müller, I.: Bericht am Krankenbett. - Zum Beginn der medizinischen Dokumentation und Statistik. In: Dokumentation und Archivierung im Krankenhaus, hrsg. v. G. Hierholzer und P.-M. Hax, Thieme Stuttgart 1992, S. 1-3

[10] NT, Lukas, 2, 1-4

[11] Philipp, E.: Das pathologische Wochenbett. In: Lehrbuch der Geburtshilfe, hsg. v. W. Stoeckel. VEB Gustav Fischer Verlag Jena, 1956, S. 720 ff.

[12] Reichsgesetzblatt (R.G.Bl.) 1883 Nr. 1496, S. 73 ff: 2298. Gesetz, betreffend die Krankenversicherung der Arbeiter v. 15. Juni 1883

[13] Reichsgesetzblatt (R.G.Bl.) 1889 Nr. 1858, S. 97 ff: 2767. Gesetz, betreffend die Invaliditäts- und Altersversorgung v. 22. Juni 1889

[14] Rümmelein, H.-P.: EDV im klinischen Einsatz - Was muß der Gynäkologe von der Datenverarbeitung verstehen? Arch. Gyn. Obstet. 250(1991), 1111-1117

[15] Selbmann, H.K.: Quo vadis, Computer in der Frauenheilkunde? Arch. Gyn. Obstet. 250(1991), 1099-1111

[16] Statistisches Landesamt Sachsen-Anhalt: persönliche Mitteilung

[17] Teichmann, E.: Die Haftung des Arztes. Ein schicksalhafter Verlauf. DUSTRI-Verlag, Deisenhofen, S. 54 ff.

[18] Urteil des Bundesgerichtshofes v. 23.3.1993. Umfang der ärztlichen Dokumentationspflicht bei Kontrolluntersuchungen. Dtsch. med. Wschr. 118(1993), 1540-1542

[19] Verwaltungsvorschriften zum „Gesetz zum Schutz personenbezogener Daten der Bürger" (VV-DSG-LSA) v. 14.10.1993 - 41.2-05519/2. Ministerialblatt für das Land Sachsen-Anhalt 3(1993), 2485-2512

Anforderungen der Medizin an die Datenschutzgesetzgebung - Anforderungen der Datenschutzgesetzgebung an die Medizin

Otto Rienhoff

1. Reform des deutschen Gesundheitswesens

Nachdem in den 50er Jahren in Westdeutschland eine Neustrukturierung des Gesundheitssystems erfolgte, sind dessen Strukturen und Funktionsweisen im wesentlichen bis in die erste Hälfte der 90er Jahre intakt geblieben. Alle bisherigen Änderungen wie auch die Auswirkungen der Wiedervereinigung haben das System nicht grundsätzlich umstrukturiert, sondern lediglich modifiziert. Vergleichbare Aussagen lassen sich für andere westliche Industrienationen treffen.

In den 80er Jahren sind weltweit einige Erkenntnisse zusammengetroffen, die zu einem radikalen politischen Umdenken im Hinblick auf Strukturen und Leistungen der Gesundheitssysteme geführt haben. Hierzu zählen wirtschaftliche Komponenten, wie das Ende des Nachkriegswirtschaftswachstums, die Bedeutung ökologischer Faktoren, das Scheitern der Entwicklungs- und Bevölkerungspolitik für Länder der Dritten Welt und schließlich die kontinuierlich steigenden Ausgaben für kurative Gesundheitsleistungen. Die Medizin selbst hat ebenfalls zu einer Verschärfung der Situation beigetragen, wobei als wichtige Faktoren zu erwähnen sind: das Scheitern der Kampagne gegen die Infektionskrankheiten, das Auftreten neuer globaler viraler Infektionserkrankungen mit hoher Bedrohlichkeit, die globale Alterung der Bevölkerungen sowie die massive Ausweitung von Diagnostik und Therapie, wobei als Beispiele lediglich mikrochirurgische und genetische Verfahren genannt seien. Die Entwicklung der Medizin hat darüber hinaus zu einem Problem geführt, das mit menschlichen Mitteln nicht mehr beherrschbar ist: Die im Gesundheitswesen Berufstätigen sind nicht mehr in der Lage, an all die Möglichkeiten zu erinnern, die die Entwicklung für die ihnen anvertrauten Patienten hervorgebracht hat. Zusammenfassend kann diese Entwicklung der Medizin und des Gesundheitswesens auf globaler Ebene als grundsätzliche Strukturkrise bezeichnet werden.

Als Weg aus dieser Situation wird die Kombination von Wirtschaftlichkeit und Qualitätssicherung gefordert, wobei in verschiedenen Ländern auch Kontingentierungen offen oder versteckt eingesetzt werden.

Die einzige Möglichkeit, die Situation zu beherrschen, besteht darin, das Entscheidungsverhalten aller Beteiligten einschließlich der Patienten zu optimieren. Diese einfach klingende Aussage kann nur verwirklicht werden, wenn gleichgewichtig die folgenden Anforderungen erfüllt werden:

- Aufbau umfassender Entscheidungsunterstützungssysteme für Patient und Behandler,

- rechtliche und soziale Gestaltung dieser Systeme im Sinne der Grundwerte des Staates

und

- Erwirtschaftung ausreichender Ressourcen, um technisches System und Lebenskultur zu gewährleisten.

2. Datenschutz als ein Teil der Rechtskultur

Die Fokussierung der Tagung auf den Datenschutz darf darüber nicht hinweg täuschen, daß er in diesem Zusammenspiel lediglich einen Teil des Gesamtsystems darstellt und auch in diesem Kontext gesehen werden muß. Eine Absolutierung des Anspruches auf Datenschutz und Datensicherheit ist im historischen Kontext genauso wenig wie im Kontext staatlicher Regelungen in europäischen Ländern akzeptabel. Datenschutz ist ein Teil des Rechtswesens, der aktiv im gesellschaftlichen Wettstreit unter Berücksichtigung der genannten Hauptfaktoren zu gestalten ist.

3. Der Weg in die Informationsgesellschaft

Der nachstehenden Tabelle ist zu entnehmen, daß in den Jahren seit der Ausgestaltung der bestehenden datenschutzrechtlichen Regeln eine dramatische Änderung der Datenverarbeitungssituation entstanden ist. Die alten Regelungen konnten darauf aufgebaut werden, daß örtlich und funktional lokalisierbare Dateien vorhanden waren. Darüber hinaus beschränkte sich die Datenspeicherung im wesentlichen auf rechtlich einfach handhabbare Textinformationen.

Mainframe	verteilte APC's
Angst, Bedrohung	Professionalität
besonders	normal
lokal	mobil
vereinzelt	ubiquitär
Rechenzentren	Informationsgesellschaft
staatliche Technik	allgemeine Technik,
	auch krimineller Organisation
Fehlerforschung	Qualitätsmanagement
Halbgötter in Blau	Dienstleiter
hierarchische Organisation	schlanke, flache Organisation

In der Zwischenzeit geht die Ära der Textinformation zu Ende und multimediale Kommunikation ist angesagt. Dies führt in Bereiche, in denen das bestehende Datenschutzrecht nur noch formal greift, jedoch de facto unkontrollierbar und damit wertlos geworden ist. Darüber hinaus läßt sich feststellen, daß die aktive Fortschreibung der rechtlichen Gestaltung dieses Bereiches mit dem technischen Fortschritt nicht Schritt hält und daß ein immer größerer Sektor der medizinischen Informationsverarbeitung von Datenschützern skeptisch betrachtet wird.

Der Datenschutz der 70er und 80er Jahre ist kodiert und angewandt worden. Einschlägige Institutionen haben sich inzwischen zu Behörden entwickelt und üben wie alle Behörden eine primär restriktive Rolle aus. Nach wie vor dominiert der berechtigte Anspruch, den Einzelnen vor dem Mißbrauch der Informationstechnik zu schützen. In dieser Welt werden häufig diejenigen, die Informationstechnik kreativ weiterentwickeln, kritisch betrachtet.

Eine Datenschutzkultur, die sich in einer dynamisch weiterentwickelnden Informationsgesellschaft auf diese Rolle beschränkt, hat in absehbarer Zeit die Majorität gegen sich und wird verstanden als eine der Organisationen, die die Rechte einer aussterbenden Minderheit im Sinne des Minoritätenschutzes sichert. Diese Minderheit sind diejenigen, die sich tatsächlich in der Informationsgesellschaft nicht zurecht finden können oder aber tatsächlich Opfer krimineller Handlungen geworden sind.

4. Zwischenbilanz

Medizin und Informationstechnik sind in Bewegung geraten. In verschiedenen Bereichen bietet die Informationstechnik der Medizin Lösungen, die diese dringend aus fachlichen oder wirtschaftlichen Gründen benötigt. Erwähnt sei hier die elektronische Krankenakte und die digitale Bildverarbeitung.

Einige der vorgesehenen Regelungen entsprechen mit Sicherheit nicht dem berechtigten Anspruch der Patienten auf Einhaltung ihres Patientengeheimnisses und auf Einhaltung einschlägiger datenschutzrechtlicher Regelungen, da sie möglicherweise nicht kontrollierbar sind. Andererseits bemühen sich beamtete Datenschützer und Sicherheitstechniker, die Weiterentwicklung von modernen Kommunikationsinstrumenten, die mehr Sicherheit versprechend könnten (wie z.B. der Einsatz bestimmter Patientenchipkarten), überkritisch zu betrachten und kreative Entwicklungen zu behindern. In einer Informationsgesellschaft, die davon leben wird, daß sie die Informationstechnik kulturell durchdringt, diese Informationskultur exportieren kann und aus dem Schöpfungsprozeß genügend Arbeitsplätze für die eigene Bevölkerung gewinnen kann, ist ein kreativer Umgang mit der Materie notwendig.

Dies bedeutet keine grundsätzliche Kritik an datenschutzrechtlichen Regelungen, sondern eine Kritik an den Ausstattungen und an den Einstellungen etlicher Datenschutzbehörden. Nicht die regulativ bürokratisch regelnde Einrichtung ist in unserer Gesellschaft gefragt, sondern die die Entwicklung aktiv mitgestaltende, die im Sinne der Weiterentwicklung des Gemeinwesens auch Verantwortung übernimmt.

Anforderungen des Datenschutzes an die Medizinische Informatik

Klaus Pommerening

Bei der Modellierung, Konzeption und Implementation von Informationssystemen in der Medizin müssen die Anforderungen des Datenschutzes mit besonderer Dringlichkeit berücksichtigt werden. Bestehende Krankenhausinformations-, Abteilungs- und Arbeitsplatzsysteme lassen die Risiken für die in ihnen gespeicherten und übermittelten Daten weitgehend außer Acht. Die existierenden technischen Konzepte für den Datenschutz müssen daher so bald wie möglich in die Praxis umgesetzt werden. Die Medizininformatiker sind aufgerufen, diese Konzepte beim Aufbau von medizinischen Informationssystemen endlich zu berücksichtigen und, wo nötig, weiterzuentwickeln.

1. Probleme und Initiativen

Die Medizinische Informatik beschäftigt sich mit der systematischen Informationsverarbeitung in der Medizin, insbesondere mit der Modellierung von Informationsfluß und -speicherung zwischen und innerhalb von Institutionen des Gesundheitswesens. Da die Medizin mit besonders sensitiven personenbezogenen Daten umgeht, sind die Anforderungen des Datenschutzes in diesem Bereich besonders hoch und müssen bei der Modellierung, Konzeption und Implementation von Informationssystemen mit besonderer Dringlichkeit berücksichtigt werden.

Die Informatisierung von Arztpraxen und Krankenhäusern macht rapide Fortschritte. Durch die Einführung von Informations- und Kommunikationstechnik soll die Qualität und Effizienz der Gesundheitsversorgung verbessert werden. Personalcomputer, Server und Netze werden installiert und betrieben, obwohl sie ohne besondere Maßnahmen keinen wirksamen Schutz gegen Ausspähung und Verfälschung der gespeicherten oder übermittelten Daten bieten. Das Eindringen offener Informations- und Kommunikationssysteme in das Gesundheitssystem läßt die Gefährdung der empfindlichsten persönlichen Daten immer weiter wachsen. Informationstechnische Systeme, speziell in der Medizin, sollten aber so konzipiert und konstruiert werden, daß sie das Recht auf Vertraulichkeit auf allen Ebenen wirksam schützen.

Die Grundprobleme für den Datenschutz in der Medizin sind:

(1) die mangelhafte rechtliche Situation,

(2) organisatorische Unzulänglichkeiten,

(3) fehlende Umsetzung der existierenden Technik.

Die mangelhafte rechtliche Situation ist durch widersprüchliche und inkonsistente Vorschriften durch die Subsidiarität der Datenschutzgesetze gekennzeichnet. Die organisatorischen Unzulänglichkeiten zeigen sich in fehlenden Regelungen für Verantwortlichkeiten und in der mangelnden Motivation der Beteiligten, wirksame Datenschutzmaßnahmen einzuführen. Existierende Sicherheitstechnik, wie kryptographische Protokolle oder PC-Sicherheitssysteme, bleibt in der Praxis weitgehend unbeachtet.

Es gibt verschiedene internationale und europäische Initiativen zur Verbesserung von Datenschutz und Datensicherheit in der Medizin. Daneben hat auch die in Deutschland zuständige Fachgesellschaft GMDS (Deutsche Gesellschaft für Medizinische Informatik, Biometrie und Epidemiologie) eine Arbeitsgruppe „Datenschutz in Krankenhausinformationssystemen" gegründet, aus deren Arbeit wesentliche Teile dieses Vortrags entstanden sind [1]. Die Aufgabe dieser Arbeitsgruppe ist vor allem die Erstellung eines modellhaften Datenschutzkonzepts für Krankenhausinformationssysteme. Bisher wurde als Grundlage dafür ein Positionspapier „Allgemeine Grundsätze für den Datenschutz in Krankenhausinformationssystemen" erarbeitet [1]. Ein weiterer Schwerpunkt war die Diskussion der Datenschutzprobleme, die das GSG mit sich bringt, und das Suchen nach Lösungsvorschlägen. Wesentlich für die Arbeitsgruppe ist auch die künftige Mitarbeit in den entsprechenden Working Groups der internationalen Medizininformatik-Vereinigungen IMIA und EFMI.

2. Datenschutz im Krankenhaus

Die allgemeinen Datenschutzanforderungen für medizinische Daten müssen in der speziellen Situation eines Krankenhauses weiter präzisiert werden.

2.1 Die Organisation des Krankenhauses

Das Krankenhaus ist arbeitsteilig organisiert. Während eines Krankenhausaufenthalts wandert der Patient durch mehrere Fachabteilungen zu verschiedenen Untersuchungen;

Blut- und andere Proben werden an verschiedene Laboratorien übergeben. Patienten-Stammdaten werden von der Kliniksverwaltung bearbeitet, ebenso die Abrechnung mit den Kostenträgern. An allen diesen Stellen fallen Daten an, die gespeichert und übermittelt werden müssen. Dennoch kann der Krankenhausbetrieb nicht als informationelle Einheit angesehen werden, in der uneingeschränkt Patientendaten ausgetauscht und verwendet werden dürfen. Vielmehr dürfen diese Daten nur im Rahmen der Zweckbestimmung des Behandlungsvertrages verarbeitet werden; sie sind unter Verantwortung der erhebenden Stelle oder der Stelle ihrer überwiegenden Verwendung zu speichern und dürfen nur bei Bedarf nach einem überprüfbaren Verfahren anderen Leistungsstellen offenbart werden. Sie unterliegen also der Datenhoheit der Fachabteilung.

Der Patient willigt mit dem Abschluß des Behandlungsvertrages zwar darin ein, daß Daten über ihn erhoben und gespeichert werden; er hat aber das Recht darauf, daß nur die jeweils erforderlichen Teilinformationen aus der Krankenakte anderen an der Behandlung beteiligten Personen oder Stellen offenbart werden. Auch die Krankenhausverwaltung darf nur zu den Daten Zugang haben, die für ihre Zwecke erforderlich sind.

Für eine vertiefte Darstellung der Situation und die Herleitung im Begründungszusammenhang sei auf [10] verwiesen.

2.2 Krankenhausinformationssysteme

Ein Krankenhausinformationssystem (KIS) ist ein kompliziertes Geflecht von verschiedenen, oft verschiedenartigen Subsystemen. Es gibt, besonders in kleinen Krankenhäusern, gelegentlich zentrale Systeme; der Normalfall ist heute aber ein dezentrales System mit Arbeitsplatzsystemen, Abteilungssystemen, einigen zentralen Datenbanken und einem globalen Informations- und Kommunikationssystem. Die Daten müssen zur rechten Zeit am rechten Ort zugänglich sein. Die Krankenakten werden in verschiedenen Teilen an verschiedenen Stellen geschrieben und müssen eine Vielfalt verschiedener Sichten bieten. Hersteller und Betreiber solcher Systeme sind froh, wenn die Kommunikation zwischen den Subsystemen irgendwie klappt und schrecken davor zurück, zusätzliche Komplexität in Form von Datenschutzmaßnahmen einzuführen.

Für das gesamte Krankenhaus sollte ein einheitliches Konzept existieren, das Verantwortlichkeiten, Prozeduren und Zugriffsrechte definiert. Dieses Gesamtkonzept muß in jedem Teil des Systems implementiert und nach dem Stand der Technik abgesichert werden. Jedes Krankenhaus, vielleicht sogar jede Abteilung, sollte einen Sicherheitsbeauftragten haben. Krankenhausnetze müssen von Fernverkehrsnetzen abgekoppelt werden, sei es physisch oder logisch (durch kryptographische Techniken), zumindest durch einen Firewall.

Die Patientendaten sind nach dem Stand der Technik zu schützen, wobei aber das Prinzip der Verhältnismäßigkeit zu beachten ist. Insbesondere für medizinische Daten ist wegen ihrer Sensitivität ein hoher Sicherungsaufwand geboten. Durch technische und organisatorische Maßnahmen muß gewährleistet sein, daß nur der zuständige Arzt und, soweit für die Behandlung nötig, mitbehandelnde Ärzte und Pflegepersonal die Patientendaten lesen oder im zulässigen Rahmen weitergeben können.

Wie soll dies in Krankenhausinformationssystemen verwirklicht werden? Natürlich ist keine vollständige Sicherheit erreichbar. Es läßt sich aber prinzipiell mit dem Stand der Technik ein angemessenes Sicherheitsniveau erreichen. Zu beachten sind aber auch psychologische Aspekte bei Benutzern, Entwicklern und Vertreibern von Krankenhausinformationssystemen.

2.3 Die Motivation von Benutzern, Entwicklern und Vertreibern

Ein möglicher Grund für die mangelhafte Datenschutzpraxis im medizinischen Bereich ist, daß die Mediziner die Notwendigkeit von Maßnahmen nicht einsehen - es gibt nur wenige bekannt gewordene spektakuläre Fälle von Datenschutzverletzungen in diesem Bereich. Außerdem fürchten sie zusätzlichen Streß und Hindernisse im Arbeitsablauf. Sie fürchten, daß Datenschutzmaßnahmen eine Menge Geld und Zeit kosten und sich nicht lohnen. Die Medizininformatiker sollten hier ganz klarmachen, daß moderne Sicherheitstechniken für Anwender und Systembetreiber nicht besonders kompliziert sind. Voraussetzung dafür ist, daß diese Techniken bereits beim Systemdesign berücksichtigt und als integrierte Systemleistung konzipiert werden. Eine ideale Sicherheitsmaßnahme scheint die Verwendung von Chipkarten (als Professional Cards) zu sein, die mit kryptographischen Funktionen ausgestattet sind [3]. Sie machen Systemzugang (als Paßwortersatz) und Datenzugriff (über kryptographische Funktionen) einfach und trotzdem sicher und veranlassen den Besitzer, besonders wenn sie mit der elektronischen Unterschrift gekoppelt sind, die Sicherheit ernst zu nehmen. Alle anderen Sicherheitsmaßnahmen sollten vor dem Benutzer verborgen bleiben, solange er sich legal verhält. Ein Detailbeispiel für ein benutzerfreundliches Design: Eine Login-Logout-Sequenz ist für einen Wechsel der Zugriffsrechte in einer zeitkritischen Situation völlig ungeeignet; statt dessen sollte der Wechsel fliegend durch Wechsel der Chipkarte möglich sein, ohne daß man die laufende Anwendung verlassen muß.

Die Sicherheitsmaßnahmen sollen die Aufmerksamkeit des Arztes nicht vom Patienten ablenken. Zwar sind Datenschutzmaßnahmen ohne Mitwirkung der Beteiligten nicht zu verwirklichen, aber die Belastung des medizinischen Personals durch organisatorische und technische Verfahren ist zu minimieren. Der sachgerechte Umgang mit den Patientendaten darf durch Schutzmaßnahmen nicht beeinträchtigt werden. Die Verfügbarkeit der Daten, besonders in kritischen Situationen, ist im Interesse des Patienten zu gewährleisten. Technische Datenschutzmaßnahmen sollen den freien Austausch nichtgeschützter Informationen möglichst wenig behindern, z. B. den Zugriff auf externe Informationsdienste wie DIMDI und elektronische Post. Auch die Verwendung der Daten für Forschungszwecke soll, soweit die Datenschutzanforderungen für wissenschaftliche Forschungsvorhaben erfüllt sind, gewährleistet sein.

Hersteller und Entwickler von medizinischen Informationssystemen sehen Datenschutz und Datensicherheit anscheinend nicht als positive Systemeigenschaft an, mit der man attraktive Werbung machen kann; negative Konzepte wirken nicht verkaufsfördernd. Es gibt einen großen Markt für billige Hardware und spektakuläre Software wie grafische Benutzungsoberflächen. Der Markt für sichere Systeme ist dagegen sehr klein; diese sind daher auch unverhältnismäßig teuer. Benötigt werden klare Sicherheitsstandards für alle medizinischen Anwendungsbereiche, auf die sich Entwickler stützen können. Solche Standards vorzuschlagen, ist ebenfalls Aufgabe der Medizininformatik.

2.4 Ansatz zu einem Datenschutzkonzept

Wegen großer Unterschiede in den Krankenhäusern gibt es kein allgemeines Modell für Krankenhausinformationssysteme; erst recht kann kein einheitliches Datenschutzmodell entwickelt werden. Daher muß man sich bei Empfehlungen auf möglichst allgemeingültige Ansätze und systemunabhängige oder anpaßbare Vorschläge beschränken, z.B. bei der Schwachstellen- und Bedrohungsanalyse, der Identifikation relevanter Subjekte und Objekte, der grundsätzlichen Definition von Zugriffsrechten und bei Empfehlungen für Sicherheitsmaßnahmen organisatorischer oder technischer Art. Die Differenzierung der Bedrohungen ist nicht so wichtig, da die Datenschutzvorschriften sowieso bestmögliche Sicherung nach dem Stand der Technik verlangen. Zu beachten ist allerdings, daß die Wartung komplizierter Datenbanksysteme oft nur mit realen Daten sinnvoll ist, im

Gegensatz zur oft erhobenen Forderung nach Wartung mit Testdaten. Einziger Ausweg: Überwachung und Aufzeichnung der Aktionen des Wartungspersonals.

Aus der Grundsatzerklärung der Arbeitsgruppe folgen einige Vorgaben für ein Sicherheitskonzept in Krankenhausinformationssystemen:

- Daten werden in der Verantwortung der erhebenden Abteilung gespeichert und sind vor anderen Abteilungen zu schützen.

- Die erhebende Abteilung verwaltet auch die Zugriffsrechte zu den Daten (Prinzip der logischen Überweisung).

Die naheliegende Realisierung dieses Modells besteht also aus einem System von Abteilungsservern, die ihre Zugriffsrechte selbst verwalten, und Abteilungsnetzen, wobei die Kommunikation zwischen den Abteilungen über ein Backbone-Netz stattfindet. Insbesondere ist die Netztopologie nicht nach Gebäuden, sondern nach Abteilungen zu gliedern. Die Abteilungssubnetze werden durch Router, eventuell sogar durch Firewallsysteme getrennt. Auf lange Sicht sollte man die Subnetze aber besser logisch durch kryptographische Protokolle trennen.

Bei den Zugriffsrechten ist zu unterscheiden zwischen statischen Zugriffsrechten, die an die Person gebunden sind, und dynamischen Zugriffsrechten, die an die Rolle gebunden sind. Die Zugriffsrechte sind nach den Hierarchieebenen innerhalb einer Abteilung zu gliedern: Chefarzt, Oberarzt, Stationsarzt (sieht nur seine Patienten), usw.. Analog ist die Hierarchie beim Pflegepersonal (etwa Oberschwester) zu berücksichtigen. Weitere relevante Rollen sind: Forscher, Medizinstudent, Krankenhausverwaltung, Patient (der Rechte an seinen eigenen Daten hat), Arztsekretariat. Nicht vergessen werden dürfen die Notfallzugriffsrechte! (Siehe dazu auch [3])

Die Differenzierung von Schutzstufen für die Daten im Krankenhaus erscheint mir von geringerer Bedeutung, denn grundsätzlich ist im Zweifelsfall die höhere Schutzstufe zu unterstellen; sind Maßnahmen für die höhere Schutzstufe nicht teuer, sind sie auch für die niedrigere Schutzstufe anzuwenden. Besser ist es, im Modell konsequent das 'need-to-know' - Prinzip anzuwenden.

Mögliche allgemeingültige Empfehlungen für Sicherheitsmaßnahmen sind:

- grundsätzlich verschlüsselte Datenspeicherung,

- grundsätzlich verschlüsselte Kommunikation (Datenübermittlung),

- überprüfbare Zugriffskontrolle (mandatory) aufgrund einer systemweit definierten Zugriffsmatrix,

- elektronische Unterschrift von Verordnungen, Leistungsanforderungen,

- Kommunikation, Dokumentation,

- zentrales Schlüsselverzeichnis (mit zentraler Zertifikationsinstanz),

- Chipkarten als persönlicher Ausweis und Schlüsselablage (Professional Card),

- Firewall- und andere Netzsicherheitstechniken,

- Einsatz von PC-Sicherheitssystemen,

- organisatorisch: Verpflichtung, Schulungen, ...

Die technischen Schutzmaßnahmen sollen als Systemleistung konzipiert werden, die vom Benutzer kontrollierbar, aber nicht ohne weiteres abschaltbar ist. Als technische Absicherung müssen Patientendaten (wie auch andere möglicherweise vertrauliche Daten) per Systemvoreinstellung gegen Einsichtnahme und Übermittlung geschützt sein; die jeweilige Freigabe muß ein bewußter Akt sein und richtet sich nach der im Datenmodell definierten Zugriffsmatrix (Sicherheitsprinzip des geschlossenen Systems).

2.5 Sicherheitsinfrastruktur für Krankenhausinformationssysteme

Die technischen und organisatorischen Datenschutzmaßnahmen in einer Klinik sind nicht nebenbei zu erledigen. Sie erfordern die Schaffung einer entsprechenden Infrastruktur und eine klare Festlegung der Verantwortlichkeiten sowie die Einplanung eines angemessenen finanziellen und personellen Aufwands, insbesondere für einen Sicherheitsverantwortlichen.

Für medizinische Anwendungssysteme aller Arten sind geeignete technische Standards in Anlehnung an die IT-Sicherheitskriterien [12] wünschenswert, die man den Herstellern gegenüber durchsetzen kann und die die Planung und Beurteilung von Systemen erleichtern. Insbesondere ist eine geeignete kryptographische Infrastruktur zu definieren und soweit wie möglich zu schaffen. Kryptographie ist die einzige Möglichkeit, in offenen Systemen die Offenbarung und Manipulation von Informationen zu kontrollieren, und somit die Voraussetzung, das beim logischen Systemdesign erstellte Zugriffsmodell technisch abzusichern. Zu dieser kryptographischen Infrastruktur gehört ein Satz von standardisierten Verschlüsselungsverfahren ebenso wie eine Zertifizierungsorganisation für öffentliche Schlüssel.

3. Die Struktur des Gesundheitssystems

Das Gesundheitsstrukturgesetz (GSG) hat zum Ziel, die Aufwärtsspirale der Kosten für das Gesundheitssystem zu brechen. Wirtschaftlichkeit und Qualitätssicherung der Krankenversorgung sollen verbessert werden; Hauptziel ist aber die Kostendämpfung im Gesundheitswesen.

3.1 Inhalt des GSG

Um seine Ziele zu erreichen, führt das GSG die leistungsorientierte Vergütung nach Leistungskatalogen, Fallpauschalen und Sonderentgelten anstelle der bisherigen pauschalen Pflegesätze ein. Außerdem verlangt es eine ziemlich genaue Dokumentation der erbrachten diagnostischen und therapeutischen Leistungen und deren Übermittlung an die Kostenträger (Krankenkassen oder Versicherungen). Die Daten müssen in standardisierter, maschinenlesbarer Form und patientenbezogen übermittelt werden. Dazu heißt es im GSG [4, § 302]:

> „Die ...Krankenhäuser sind verpflichtet, den Krankenkassen bei Krankenhausbehandlung folgende Angaben maschinenlesbar zu übermitteln:
>
> ...
>
> 3. den Tag, die Uhrzeit und den Grund der Aufnahme sowie die Einweisungsdiagnose, bei einer Änderung der Aufnahmediagnose die nachfolgenden Diagnosen, die voraussichtliche Dauer der Krankenhausbehandlung sowie, falls diese überschritten wird, auf Verlangen der Krankenkasse, die medizinische Begründung.
>
> ...
>
> 6. Datum und Art der im jeweiligen Krankenhaus durchgeführten Operationen,
>
> 7. den Tag, die Uhrzeit und den Grund der Entlassung oder der externen Verlegung sowie die Entlassungs- oder Verlegungsdiagnose;
>
> ...

8. Angaben über die im jeweiligen Krankenhaus durchgeführten Rehabilita-
tionsmaßnahmen sowie Vorschläge für die Art der weiteren Behandlung mit
Angabe geeigneter Einrichtungen,
...".

3.2 Datenschutzprobleme des GSG

**Das GSG hat mit den bisherigen Vorstellungen von Datenschutz nicht viel gemein-
sam.** Insbesondere werden Daten nach außen übermittelt, die nach bisherigem Rechts-
verständnis nicht einmal zwischen verschiedenen Abteilungen eines Krankenhauses
ausgetauscht werden dürften. Die Unterscheidung zwischen administrativen und medizinischen Daten verblaßt. Patientendaten werden zwischen den Instanzen des Gesundheitssystems ohne Mitbestimmungsrecht des Patienten umhergeschoben. Das informationelle Selbstbestimmungsrecht der Patienten wird verletzt. Der Datenschutz verschwindet im Bermuda-Dreieck zwischen Patient, Arzt und Krankenkasse. Es entstehen
riesige Datensammlungen über alle Versicherten. Der gläserne Patient und der gläserne
Arzt werden geschaffen.

Sehr zu beanstanden ist auch die fehlende Transportsicherung: Das bevorzugte Medium
für die maschinenlesbare Datenübermittlung ist der Postversand einer Diskette in einem
Brief. Da die Krankenkassen den Aufwand minimieren wollen, sind Einschreiben dabei
ausdrücklich ausgeschlossen. Erst recht lassen die Durchführungsbestimmungen keine
kryptographische Verschlüsselung der Daten zu.

Da die optimale Versorgung immer teurer wird, ist für die Kosteneffizienz sicherlich
eine größere Transparenz der medizinischen Prozesse nötig. Die Optimierung der Gesundheitsversorgung sollte aber auch möglich sein, ohne solch große Mengen personenbezogener Daten zu offenbaren.

3.3 Lösungsansätze

Folgende Vorschläge zur Verbesserung der für den Datenschutz bedrohlichen Situation
wurden in der Arbeitsgruppe bisher gemacht:

- Verschlüsselung der Datenübermittlung,

- Verwendung von Pseudonymen,

- Verlagerung der Qualitätskontrolle auf krankenhausinterne Instanzen.

Der erste Vorschlag wäre relativ leicht zu verwirklichen, da es geeignete Verschlüsselungsprogramme gibt, etwa PGP. Die zu schaffende Infrastruktur bestünde im wesentlichen aus der Installation von PGP bei jedem Arzt und in jedem Krankenhaus, der einmaligen Schlüsselerzeugung und dem Führen eines Verzeichnisses aller öffentlichen Schlüssel bei der Krankenkasse.

Pseudonyme sind kryptographische Protokolle, die Anonymität bei elektronischen Transaktionen sichern [5]. Mustermodelle sind das anonyme elektronische Rezept [11] und das elektronische Geld [2,3,6]. Diese Modelle vereinfachen sich sogar, wenn man sie sinngemäß auf die Abrechnung der ärztlichen Behandlung überträgt. Der Patient wählt ein Pseudonym und läßt es sich in „camouflierter" Form von der Krankenkasse durch elektronische Unterschrift bestätigen - ganz analog zum Prägen einer elektronischen Münze wie in [2] beschrieben. Jeder, auch die Krankenkasse selbst, kann die Echtheit des Pseudonyms mit dem öffentlichen Schlüssel der Krankenkasse prüfen. Niemand kann das Pseudonym seinem Besitzer zuordnen, nur dieser selbst; natürlich muß es in einem kryptographisch geschützten Bereich der Patientenkarte abgelegt sein. Kein Patient kann ein gefälschtes Pseudonym erzeugen. Es dient also einerseits als echter Krankenversicherten-Ausweis und ermöglicht andererseits den Krankenkassen die von ihnen erwünschte personenbezogene Auswertung in **anonymer** Form. Die Pseudonymisierung des Arztes wäre zwar analog machbar, würde aber auch die Führung von pseudonymen Bankkonten zur Überweisung der Honorare nötig machen.

Die nötige Infrastruktur für die Einführung von Pseudonymen besteht aus asymmetrischer Verschlüsselungssoftware, z. B. PGP, die in allen Arztpraxen und bei den Krankenkassen zu installieren wäre. Erzeugt werden können die Pseudonyme auf dem Arztcomputer oder auf dem Computer des Patienten. Als zusätzlicher organisatorischer Aufwand kommt das Übermitteln des (camouflierten) Pseudonyms an die Krankenkasse hinzu, die es in unterschriebener Form zurückreicht. Datenträger dafür könnte die Smart Card des Patienten sein.

4. Zusammenfassung und Ausblick

Die Notwendigkeit, aber auch die Möglichkeit, realisierbare Sicherheitskonzepte zu entwickeln, ist gegeben. Die Zeit ist reif, daraus funktionsfähige Systeme zusammenzubauen, anstatt weiterhin auf unwirksame oder schwache vermeintliche Sicherheitsmaßnahmen zu vertrauen. Datenschutz und Datensicherheit müssen bereits beim Design von medizinischen Informationssystemen berücksichtigt werden. Sie müssen durch eine geeignete sicherheitstechnische Infrastruktur garantiert werden. Nur so kann die rechtliche Zulässigkeit und die gesellschaftliche Akzeptanz des Betriebs solcher Systeme erreicht werden. Auch für die Kommunikation zwischen den Institutionen des Gesundheitswesens gibt es praktisch fertig entwickelte Techniken, die den Datenschutz in sinnvoller Weise gewähren könnten, wenn sie nur eingesetzt würden.

Literatur

[1] Arbeitsgruppe Datenschutz in Krankenhausinformationssystemen: Allgemeine Grundsätze für den Datenschutz in Krankenhausinformationssystemen, Positionspapier, GMDS, 1994

[2] Albrecht Beutelspacher: Kryptologie. Vieweg, Braunschweig, Wiesbaden, 1993

[3] Bernd Blobel: Offene Informationssysteme in der Medizin, Proceedings der 1. Datensicherheitskonferenz S. 1-28, München, 1994

[4] Bundesgesetzblatt, Jahrgang 1992, Teil I

[5] David Chaum: Security without identification, Transaction systems to make big brother obsolete. Communications of the ACM 28 (1985), 1030-1044

[6] The Commission of the European Communities DG XIII/F AIM. Data Protection and Confidentiality in Health Informatics. AIM Working Conference, Brussels, 19.-21. March 1990. IOS Press, Amsterdam, Washington DC, Tokio, 1991

[7] Datenschutzkommission Rheinland-Pfalz: Datenschutz im Krankenhaus, Mainz, 1989

[8] Michael Hortmann: Interim technical recommendations for data protection in CC computer systems, Guidelines for the use of security functions, Deliverable 3, AIM project TANIT, Workpackage PROTEC, 1992

[9] Klaus Pommerening: Datenschutz und Datensicherheit, BI-Wirtschaftsverlag, Mannheim, Wien, Zürich, 1991

[10] Hans-Jürgen Seelos. Informationssysteme und Datenschutz im Krankenhaus. DuD-Fachbeiträge Band 14, Vieweg, Braunschweig, Wiesbaden, 1991

[11] Bruno Struif: Datenschutz bei elektronischen Rezepten und elektronischem Notausweis. Forum Vertrauenswürdige Informationstechniken für Medizin und Gesundheitsverwaltung, Bonn, 15./16. September 1994

[12] Zentralstelle für Sicherheit in der Informationstechnik. IT-Sicherheitskriterien Kriterien für die Bewertung der Sicherheit von Systemen der Informationstechnik (IT). Bundesanzeiger Köln, 1990

Konflikte zwischen der Sozialgesetzgebung und dem Grundrecht auf informationelle Selbstbestimmung
Thesen zum Referat

Stefan Walz

1. Konfliktfeld: Die neue „Einheit der Sozialverwaltung"

Mit Sorge beobachte ich die Tendenz in der Gesetzgebung, Transparenz und Zweckbindung bei der Erhebung, Nutzung und Übermittlung von Sozialdaten einzuschränken. Das im letzten Jahr in Kraft getretene 2. SGB-Änderungsgesetz erlaubt im Interesse vor allem der großen Sozialversicherungsträger wie Rentenversicherungsanstalten, Bundesanstalt für Arbeit, Krankenkassen und Berufsgenossenschaften einen weitgehend ungehinderten Austausch von Sozialdaten untereinander. Unabhängig von den neuen gesetzlichen und administrativen Möglichkeiten der „Mißbrauchskontrolle" (dazu u. 2.) muß jeder Bürger, aber auch jeder Arzt, der einem Sozialleistungsträger in einem bestimmten Sachzusammenhang eine Tatsache mitgeteilt hat, damit rechnen, daß ihm ein anderer Träger diese Tatsache jederzeit in einem ganz anderen Zusammenhang entgegenhalten kann.

Angesichts der enormen Ausdehnung des Sozialbereichs und der Heterogenität der verschiedenen Sozialleistungsaufgaben bedeutet es einen unverhältnismäßigen Eingriff in das informationelle Selbstbestimmungsrecht, wenn der einzelne ausgerechnet im administrativen Vollzug des Sozialstaats mit der verfassungsrechtlich obsoleten Vorstellung von der „Einheit des Staates" konfrontiert wird. Die Prinzipien von Zweckbindung und funktionaler Abschottung von Verwaltungseinheiten mit unterschiedlichen Aufgaben bleiben dann auf der Strecke.

2. Konfliktfeld: „Leistungsmißbrauch" und Leistungskontrolle

Auch und gerade im Sozialleistungsbereich ist in jüngster Zeit das Kontrollnetz für Versicherte, Patienten und Ärzte immer engmaschiger geknüpft worden. Neue Rechtsgrundlagen etwa im Gesundheitsreformgesetz, im Gesundheitsstrukturgesetz und im Bundessozialhilfegesetz lassen eine Fülle neuer Datenabgleiche und Datenflüsse zu (Bsp. „Vertrag über den Datenaustausch auf Datenträgern" zwischen der KBV und den Bundesverbänden der GKV).

Die effiziente Kontrolle des korrekten Leistungsbezugs ist ohne jeden Zweifel ein berechtigtes Instrument von Politik und Verwaltung, um auch angesichts zunehmend knapperer Ressourcen Verteilungsgerechtigkeit zu sichern. Doch läßt sich feststellen, daß die Bekämpfung angeblicher oder wirklicher Leistungsmißbräuche zu sensiblen Spezialdateien und Datenabgleichen führt, bei denen der Eingriff in die Datenschutzrechte der Betroffenen außer Verhältnis zum angestrebten Überprüfungszweck steht.

Es besteht die Gefahr der Entwicklung zu einem „Zwei-Klassen-Datenschutz" vor dem Hintergrund einer Entwicklung, die gerade die Sozialleistungsempfänger, die arbeitslos Gewordenen usw. zwingt, der Sozialbürokratie immer detaillierter ihre Lebensverhältnisse offenzulegen.

3. Konfliktfeld: Automation

In allen Bereichen des Gesundheitswesens nehmen Einführung, Nutzung und Vernetzung von Informations- und Kommunikationstechnik rapide zu. Dies gilt für die Sozialversicherung ebenso wie für die Krankenhäuser und Arztpraxen. Die flächendeckende Einführung der neuen Krankenversichertenkarte (KVK) macht auch den Arzt zum Endglied und Zwangsteilnehmer einer automatisierten Kette von Datenflüssen.

Es steht außer Zweifel, daß der Gesundheitsbereich keine „Insel der Freiheit" von automatisierter Datenverarbeitung bleiben kann. Doch wenn Leistungskontrolle und Rationalisierung zu den Hauptmaximen werden, unter denen Patientendaten in Computern gespeichert und ausgewertet werden, droht die Individualität des einzelnen auf der Strecke zu bleiben. Nichts anderes gilt, wenn der Rechner zum Hilfsmittel dafür wird, schematisierende Präventionsvorstellungen auf der Grundlage einer wohlfahrtsstaatlichen bzw. sozialtechnologischen Mentalität durchsetzen zu wollen (Bsp. Genomanalyse).

Hinzu kommen starke kommerzielle Erwartungen; dazu nur ein Beispiel: Die Unternehmen, die die Chipkarte entwickelt haben oder produzieren, haben alles Interesse daran, diese mit hohen Kosten marktfähig gemachte innovative Technik auch im Gesundheitsbereich zu verkaufen. Die zahlreichen Promotion-Veranstaltungen, aber auch die derzeitigen Modellversuche etwa in Sachsen zur Einführung einer Gesundheitskarte, auf der anders als bei der Krankenversichertenkarte auch Diagnosen, Befunde usw. gespeichert werden, belegt die Intensität der Bemühungen, nicht zuletzt aus Marketinggründen im Interesse des informationellen Selbstbestimmungsrechts der Patienten gesetzlich gezogene Verarbeitungsgrenzen zu überwinden.

4. Konfliktfeld: Forschung

Das Datenschutzrecht privilegiert die Datenverarbeitung zu wissenschaftlichen Zwecken (vgl. § 40 Bundesdatenschutzgesetz) und trägt damit der besonderen verfassungsrechtlichen Stellung der Forschung (Art. 5 Grundgesetz) Rechnung. Im Sozial- und Gesundheitsrecht findet sich dazu eine Reihe bereichsspezifischer Vorschriften (vgl. § 75 SGB X, Krankenhausgesetze der Länder, Gesetze der Länder über den öffentlichen Gesundheitsdienst usw.). Das neue Krebsregistergesetz des Bundes wird eine neue Datenbasis und Infrastruktur für Projekte der Tumorforschung schaffen.

Gerade die Debatte um Krebsregister war und ist Beispiel für konfligierende Positionen von Wissenschaftlern und Datenschützern. Auf der Forschungsseite finden sich immer wieder vorrangig institutionelle Interessen an der Aquisition medizininformatischer Projekte, der Wunsch, Auswertungsparameter und -programme möglichst lange offenzuhalten, ein Projektdesign, das die Einbeziehung der Beforschten einzuschränken sucht oder der Hinweis auf ein „Recht auf Nichtwissen" der Patienten als Legitimation für Forschung an den Betroffenen vorbei (z.B. Genforschung, Krebsregister). Demgegenüber ist festzuhalten, daß das informationelle Selbstbestimmungsrecht der Forschungsfreiheit auf gleichem Verfassungsrang gegenüber steht. Werden Daten der (Gesundheits-, Sozial-) Verwaltung zu wissenschaftlichen Zwecken ausgewertet, liegt eine gesetzlich legitimationsbedürftige Zweckänderung vor.

Die „Forschungsklauseln", d.h. die Sondernormen zur Datenverarbeitung für Forschungszwecke, stellen den Ausgleich der Grundrechte dadurch her, daß sie

a) am Grundprinzip der Einwilligung des Betroffenen strikt festhalten und nur formale Erleichterungen, etwa bei der Schriftlichkeit zulassen,

b) eine strikte Zweckbindung für die wissenschaftliche Nutzung, teilweise sogar für das jeweilige Projekt vorsehen,

c) die frühestmögliche Trennung und spätere Anonymisierung der Identifizierungsmerkmale z.B. Personalien verlangen und

d) teilweise behördliche Genehmigungsvorbehalte statuieren.

Datenschutz ist kein Selbstzweck, Datenschutz ist auch kein liberales Luxusgut der stabilen, inzwischen aber unwiederbringlich vergangenen Nachkriegsepoche.

Datenschutzgesetze sind die manifeste Reaktion auf die Risiken der modernen Informations- und Kommunikationstechnologie für Menschenwürde und Persönlichkeitsrecht und auf die Gefahren arkanisierten Verwaltungswissens. Auch in einem auf sozialstaatliche Prinzipien verpflichteten Rechtsstaat wird es immer Kompromisse zwischen den Erwartungen des Individuums und entgegenstehenden Allgemeininteressen geben. Nicht geben darf es aber eine Sozialgesetzgebung, die den einzelnen vorrangig als Objekt bürokratischer Steuerung und Kontrolle behandelt.

Sicherheitskultur im Gesundheitswesen einer modernen Demokratie

Eine Argumentationsskizze

Otto Ulrich

Zusammenfassung:

Die breite Einführung einer „Patientenchipkarte" wird die etablierte, akzeptierte und durchaus wirksame Sicherheitskultur des heutigen Gesundheitswesens vor paradigmatische Herausforderungen stellen.

Der kaum geführte öffentliche Diskurs über Wege zur Vermittlung im heraufziehenden Spannungsverhältnis zwischen **„freiheitlicher Gesellschaft"** und **Sicherheitsgesellschaft** erhält durch die „Patientenchipkarte" und der damit sich stellenden Frage nach ihrer verfassungsmäßigen Zumutbarkeit eine demokratiegemäße Belebung.

1. Fragestellung

Was haben etwa der Hammer, das Radioteleskop, das Flugzeug, das Auto, das Schiff, industrielle Fertigungssysteme, vernetzte Kommunikationssysteme, die Solarzelle für eine Bedeutung in ihrem Verhältnis zum menschlichen Nutzer und was unterscheidet diese Bedeutung von der Chipkarten-Technologie, besonders in der diskutierten Ausprägung als „Patientenchipkarte"? Die Antwort auf diese Frage wird - so die Vermutung - aufzeigen, welche paradigmatisch neuartige Qualität die „Patientenchipkarte" im technikgeschichtlichen Kontext des Verhältnisses von Mensch und Technologie/Maschine darstellt. Diese prozeßorientierte Einordnung der „Patientenchipkarte" in die gewachsenen infrastrukturellen Gegebenheiten des Gesundheitswesens wird eine Beurteilung und Bewertung der **sicherheitskulturellen** Anforderungen möglich machen. Und erst vor diesem Hintergrund werden erste Abschätzungen der Verträglichkeit der „Patientenchipkarte" mit dem Freiheitspostulat der Verfassung, also zum Spannungsverhältnis zwischen **Freiheit und Sicherheit** skizzierbar sein.

2. Zum technikgeschichtlichen Stellenwert der „Patienten-chipkarte"

Arnold Gehlens anthropologische Deutung der Technik unterstellt, daß „der Mensch" ein Mängelwesen sei, „sinnesarm, waffenlos, nackt, in seinem gesamten Habitus embryonisch, in seinen Instinkten verunsichert..." Die „Notwendigkeit der Technik aus den Organmängeln des Menschen" erscheint vielen unmittelbar einleuchtend, da der Mensch sonst unangepaßt in einer unfreundlichen Umwelt nicht überleben könnte. Neben dem **Prinzip des Organersatzes** als „Ergänzungstechniken, die uns organisch versagte Leistungen ersetzen", tritt auch gleichzeitig das **Prinzip der Organverstärkung**, was zu „Verstärkungstechniken für Muskelkraft und Sinnesleistungen führt, um diese zu verstärken und zu potenzieren".

Diese Sichtweise *Arnold Gehlens* zum anthropologischen Stellenwert der Technik sei hier als Bezugspunkt zur Einordnung der „Patientenchipkarte" gerade im Vergleich zu anderen Technologien gewählt, auch weil in den Natur- und Technikwissenschaften diese Sichtweise zum unhinterfragten Kontext der Debatte um das Verhältnis von Mensch-Technologie/Maschine gehört. (1)

Alle bekannten „Alltagstechnologien", also Technologien, die gegenwärtig etwa im Haushalt, am betrieblichen Arbeitsplatz, im Bereich der Dienstleistungen im Einsatz sind, lassen sich aus dem Prinzip der Organverstärkung in ihrem Verhältnis zum menschlichen Nutzer erklären: so wie der Hammer die Muskelkraft des Menschen verstärkt, erhöht das Radioteleskop - als Weiterentwicklung von Brille und Hörrohr - sowohl die optischen wie akustischen Wahrnehmungsfähigkeiten. Verkehrstechnologien verbessern die Bewegungsmöglichkeiten; moderne Medien erweitern die Informationen über Ereignisse in der Welt, sie sind Teil der Freizeitnutzung geworden. Die Solarzelle steht für technologische Potenzierungsmöglichkeiten in der Energiegewinnung; automatisierte Fertigungssysteme stellen hocheffiziente Möglichkeiten zur Steigerung der Produktion dar. Wie läßt sich die Chipkarten-Technologie beurteilen und einordnen?

Grundsätzlich ist die Chipkarte eine **Substitutionstechnologie**, das heißt als ein individuell zuortbarer „Schlüssel" zu verstehen, der Zugänge möglich macht (etwa zum eigenen Bankkonto, ins Rechenzentrum, in den Computer etc.), was bislang durch bestehende andere Verfahren, Mechanismen oder konventionelle Schlüssel geregelt wurde.

Dadurch, daß die Chipkarte individuelle Daten speichert, die im Verfahren der Identifizierung dieser Daten durch den „dazugehörenden" Nutzer den Zugang eben zu Zwecken möglich macht, öffnen sich keine Perspektiven, der Chipkarten-Technologie - obwohl neuartig - eine erkennbare neue **Funktion**, gar eine neue **Idee** in der technikgeschichtlichen Entwicklung von „Schlüsseln" zusprechen zu können.

Die im Prinzip heute auf Chipkarten gespeicherten personenbezogenen „äußeren" Daten (Name, Funktion, Adresse, Geburtstag, Kenn-Nummer etc.) geben dadurch, daß sie elektronisch vorgehalten werden, der Chipkarte ihre intendierten Funktionsmöglichkeiten - um eben etwa als Bankkarte oder Multifunktionskarte genutzt zu werden. Dies aber gibt, und darum geht es hier, aus der Perspektive des Maßstabes, nämlich der Frage nach der Organverstärkung, keine paradigmatische Qualität.

- Zwar haben sich die Möglichkeiten der zweckorientierten Nutzung der Technologie (wieder einmal) gewandelt, was aber eben nur eine Seite im hier zu betrachtenden Verhältnis von Mensch-**Technologie/Maschine** ausmacht, und das war bislang immer „normal", eine Funktion des technischen Fortschritts, also in der Tat nichts Neues. Der Mensch als Nutzer oder Betreiber dieser Technologie wurde bislang nicht instrumentalisiert, er brauchte nicht selbst Objekt dieser Technologie zu werden, damit diese das sein kann, was sie sein soll, beispielsweise seine(?!) „Patientenchipkarte".

Die „Rolle" des Menschen im Verhältnis zur konventionellen Chipkarte begrenzte sich bislang auf die datenschutzrechtlich geregelte Abgabe seiner „äußeren" Daten, die er, im Vertrauen auf rechtlichen Schutz seiner Grundrechte, an andere zur Speicherung, Verarbeitung und Übertragung abgab. Daß er als Mensch, als unverwechselbare Individualität durch diesen technischen Akt des Daten „abziehenden" Kartenlesegerätes im weiteren Umgang seiner Daten durch Dritte nur noch als reduzierter „Datenschatten" behandelt wird, ist sozial akzeptiert, in seinen Ausmaßen gesetzlich kontrolliert und sicherheitstechnisch minimiert.

Ganz anders stellt sich dieser Aspekt bei der „Patientenchipkarte". Diese muß, will sie als „Patientenchipkarte" funktionsfähig werden, grundsätzlich einen, aber entscheidenden Schritt weitergehen: Sie muß, um als das genutzt zu werden, was sie der Idee nach sein soll, die „inneren" Daten des Patienten, seine nur ihm gehörende Krankengeschichte, reduziert etwa in Therapie- und Diagnose**daten** speichern, zur Verarbeitung und Übertragung elektronisch bereithalten, sonst könnte sie eben nicht das, was sie der Idee nach sein soll und was derzeit von verschiedenen Stellen in diesem Sinne intendiert wird.

Folge: Die „Patientenchipkarte" ist nicht mit den Kategorien der anthropologischen Deutung von Technik im Sinne Gehlens - insbesondere nicht aus der Perspektive des Prinzips der Organverstärkung - bewertbar. Eher schon gemäß des **Prinzips des Organersatzes:**

Erkenntnistheoretisch haben weder Naturwissenschaften, Mathematik oder Informatik ein abgesichertes Verständnis von menschengemäßer Krankheit, sie sind methodologisch „blind", um Krankheitsbilder anders als aus einer reduktionistischen Perspektive wahrnehmen zu können. Das paßt symptomatisch zu positivistischen Trends, nämlich Phänomene des Lebendigen - da man keinen Begriff vom Lebendigen, kein Verständnis vom Menschen hat - systemtheoretisch zu erfassen, um damit das Entscheidende, das materialistisch-empirisch nicht erfaßbare zu ignorieren, **abzuschneiden** (moderne Wissenschaft arbeitet **präzis** (lat.) = abschneiden).

Konsequent zu Ende gedacht führt dies zum „Organersatz", denn nicht mehr der Patient als Mensch, sein individuelles Krankheitsbild und seine dazugehörende, vielleicht intime Krankengeschichte kann noch interessieren, sondern die digitalierbare Oberfläche, die **facts. Das entscheidende Patient-Arzt-Vertrauensverhältnis wird strukturell entmenschlicht und damit anonymisiert.**

Die „Patientenchipkarte" erhält nur dann eine Chance im Sinne ihrer Idee wirken zu können, wenn die „inneren" Daten des Patienten als „äußere" Daten behandelt werden. Es muß so getan werden, als seien physisch erkennbare Leiden aus sich heraus erklärbar, als seien sie abtrennbar von der seelisch-geistigen Konstitution des Menschen - die aber eben nicht erfaßt werden kann.

Aus dieser Perspektive stellt die „Patientenchipkarte" einen technikgeschichtlichen Bruch, einen Sprung dar, der mit den Kategorien der bisherigen Debatte über das Verhältnis von Mensch und Maschine nicht mehr faßbar ist - was aber hinsichtlich der sicherheitskulturellen Anforderungen erhebliche Probleme aufwerfen wird.

3. Strukturmerkmale angemessener Sicherheitskulturen

Die Eisenbahn als Beispiel einer modernen Verkehrstechnologie ist für den Reisenden nicht nutzbar als „stand alone", also als technologisches Produkt „auf der grünen Wiese" - was selbstverständlich ist. Diese Transporttechnologie kann nur dann zum Einsatz kommen, wenn infrastrukturelle Vorbedingungen erfüllt sind: **technisch** bedeutet dies den Aufbau des Schienennetzes, der Weichen, der Bahnübergänge etc., **organisatorisch** sind abgestimmte Fahrpläne, Signalsysteme etc. erforderlich und **rechtlich** sind Betriebsvorschriften, Zulassungsauflagen, verkehrsrechtliche Anforderungen zu beachten, um, als Mindestvoraussetzung, zu dem heute bekannten, gesicherten und sozial akzeptierten Betrieb der „Deutschen Bundesbahn" zu kommen. Trotz dieser Infrastrukturvorleistungen ist sie aber noch nicht im bekannten Sinne betriebsfähig, denn, was fehlt, ist die **Sicherheitskultur** des Eisenbahnsystems.

Sicherheitskultur steht begrifflich für den „Bindestrich" im Verhältnis Mensch-Technologie/Maschine - „Patienten-Chipkarte" - und das im übergreifenden Sinne: Sicherheitskultur steht für ein **hochinterdependendes Beziehungsgeflecht** zwischen technischen, organisatorischen und rechtlichen Funktionsanforderungen und Auflagen einerseits und sozialen, psychologischen und habituellen Verhaltensweisen der Akteure, also der Nutzer andererseits, was - und das macht die spezifische sicherheitskulturelle Anforderung aus - sich als **sozio-technisches Zusammenwirken** unterschiedlicher Strukturmerkmale, vermittelt als **kommunikativ-diskursiver Prozeß**, also als verbale wie non-verbale Verständigung über den funktionssicheren Einsatz der Technologie, sei es etwa der Eisenbahn, oder eben der „Patientenchipkarte", herausstellt.

So gesehen wird die **Sicherheitskultur** des Eisenbahnsystems zunächst(!) bestimmt durch den kommunikativ und verhaltensmäßig vermittelten Prozeß des Umgangs mit den infrastrukturell vorgegebenen Rahmenbedingungen durch die Akteure (also der Eisenbahner) einerseits und der Nutzer (dem Reisenden) andererseits. Dabei ist erkennbar, daß die kaum noch bewußte, längst routinisierte sichere Nutzung der Eisenbahn in der heutigen, entwickelten Ausreifung nur durch einen langen sozialen Lernprozeß sich entfalten konnte.

Was heißt dies nun - zunächst auf dieser Betrachtungsebene - für den Einsatz der „Patientenchipkarte", für die dazu angemessen herauszubildende Sicherheitskultur im Gesundheitswesen?

4. Anforderungen an eine Sicherheitskultur im Gesundheitswesen

Grundsätzlich kann das im deutschen Gesundheitswesen herrschende sicherheitskulturelle Selbstverständnis als hochentwickelt, wirksam, ausgereift und sowohl von Patienten und Ärzten als akzeptiert und deshalb als angemessen angesehen werden. Aber trotzdem ist es **erfahrungslos** hinsichtlich eines sicherheitskulturell neu zu entfaltenden und erst noch zu erlernenden Umgangs mit einer so grundstürzend neuen technologischen Innovation wie der „Patientenchipkarte"!

Zunächst einmal sind die infrastrukturellen Basisvoraussetzungen für den Einsatz der „Patientenchipkarte" (noch) nicht gegeben. Solange diese essentielle Vorbedingung zur Sammlung sicherheitskulturell relevanter Erfahrungen nicht als staatliche (?) Infrastrukturvorleistung vorgehalten wird, bleibt alles „Sandkastenspiel".

Der netzwerkorientierte Aufbau einer

- **informationstechnischen** Infrastruktur zur Speicherung, Verarbeitung und Übertragung der durch Kartenlesegeräte von der „Patientenchipkarte" abzuziehenden Patientendaten zwischen den Akteuren des Gesundheitssystems (etwa Patienten (?), Ärzten, Krankenhaus, Krankenversicherung, kassenärztliche Vereinigung) ist „Zug-um-Zug" mit dem

- **organisatorischen** Umbau des etablierten Informationstransfers im Gesundheitswesen vorzunehmen, und dies vor dem

- **rechtsverträglich** bislang ungeklärten Hintergrund, wie **bestehende** rechtsverbindliche Anforderungen an das sich dann weiter an technologische Funktionserfordernisse anpassende Gesundheitswesen gelöst werden könnten.(2)

Ein **Machbarkeitsansatz**, der Fragen der Sozialverträglichkeit, der Akzeptanz, der Orientierung am Patienten nicht gleichgewichtig zu Kriterien der Effizienz, der Wirtschaftlichkeit und der Funktionstüchtigkeit versteht, kommt aus der Perspektive einer **chipkartenorientierten Reform des Gesundheitswesens** trotzdem nicht umhin - und das lehren die täglichen Meldungen über den „trojanischen Charakter" der Informationstechnik, also der mitimplementierten Unsicherheiten, Ungewißheiten und Verletzlichkeiten vernetzter Kommunikationssysteme -, daß zusätzlich zu der Installation einer neuen Basisinfrastruktur auch eine spezifische **Sicherheitsinfrastruktur** entwickelt werden muß.

Diese ist wiederum wechselseitig funktional teilbar zu denken in

- Anforderungen an die **informationstechnische** Sicherheit (Zugriffsrechte, digitale Signaturen, PIN, Entschlüsselung, partielle Lesbarkeit etc.)
- den dazu gehörenden kontrollierenden und überwachenden **Organisationsstrukturen** (private oder hoheitliche Träger)
- und der **rechtstechnischen** Verträglichkeit dieser essentiellen technisch-organisatorischen IT-Sicherheitsmaßnahmen mit dem Anspruch einer modernen Demokratie, nämlich einer freiheitlichen Gesellschaft, in der es zu den vornehmsten Aufgaben des Staates gehört, Freiheit nicht nur zu gewähren, sondern auch zu gewährleisten und zu ermöglichen.

Erst hier erhält die Frage nach den neuen Anforderungen an eine Sicherheitskultur im **chipkartengestützten Gesundheitswesen** ihren eigentlichen Stellenwert und ihre sicherheitsrelevante Zuspitzung:

Vor dem Hintergrund täglich sich erweiternder Erfahrungen und Kenntnisse ist absehbar, daß heutige, **nur** informationstechnisch orientierte Maßnahmen hin zur technischen Vision eines chipkartengestützten Gesundheitswesens ohne **simultan** ablaufende qualitätssichernde Maßnahmen, etwa der Zertifizierung, zur **nichtbeabsichtigten** Implementation einer Risikoinfrastruktur führen wird, die neue Formen sowohl der erpresserischen Datenkriminalität einerseits wie dynamischer Sicherheitsrisiken andererseits möglich machen wird.

Hier setzt nun die eigentlich zuführende Debatte um ein angemessenes Anforderungsprofil einer in diesem Sinne erweitert zu verstehenden Sicherheitskultur an. Jetzt geht es um kollektives, möglichst vorlaufendes **sozio-kommunikatives Handeln** im prozeduralen Umgang mit dem neuen Phänomen systemisch integrierter, dynamischer Risikopotentialitäten, die mit einem klassischen ingenieurwissenschaftlichen und arbeitspsychologisch orientierten Sicherheitsverständnis nicht mehr angemessen erfaßt werden können.

5. Wieviel IT-Sicherheit verträgt die freiheitliche Gesellschaft?

Jeder Autofahrer muß, bevor er mit dem **high-tech**-Produkt Automobil „auf die Gesellschaft losgelassen" wird, durch den staatlich geregelten Erwerb eines Führerscheins unter Beweis stellen, daß er Mindestanforderungen eines verkehrstechnischen wie verkehrsrechtlichen Umgangs mit dieser Technologie gelernt hat, um beherrschbar, sozialverträglich und verantwortlich damit umgehen zu können.

Oben wurde der qualitative Unterschied zwischen etwa Verkehrstechnologien und „Patientenchipkarte" skizziert. Eine daraus folgende sicherheitskulturelle Anforderung ist vor diesem Hintergrund mindestens die Antwort auf die Frage, wie der Patient, also potentiell alle Gesellschaftsmitglieder, auf einen sozialverträglichen und sicheren Umgang mit dieser high-tech-Karte vorbereitet wird, ohne daß von vornherein auf ein dazu unabdingbar notwendiges **chipkartenfreundliches Rollenverständnis des Bürgers** als Patienten gesetzt werden kann.

Hier nun hat die Debatte umzuschlagen in die Frage der verfassungsmäßigen Zumutbarkeit eines diskurslosen, im Prinzip gesellschaftsweiten „Überstülpens" von Sicherungszwängen, ohne die sich letztlich keine **patientenchipkartenorientierte Sicherheitskultur** entfalten kann.

Das alte Spannungsverhältnis am Ende des 19. Jahrhunderts **Freiheit und Gleichheit** erlebt jetzt am Ende des 20. Jahrhunderts neue Zuspitzungen in der ungelösten Suche nach Wegen, zwischen **Freiheit und Sicherheit** einen den Verfassungsstaat rettenden Kompromiß zu finden.

Der Erfolg einer „Patientenchipkarte" wird davon abhängen, wie sozial akzeptabel und realistisch eine unabdingbar erforderliche, nach den Maßstäben der formalen Computerlogik erfolgende Standardisierung des Bürgers als Patienten und seiner nur ihm individuellen Krankheit ist.

Absehbar ist, daß die „freiheitliche Gesellschaft" mit dem umfassenden Sicherungszwang, den bestimmte Einsatzformen von „Patientenchipkarten" erfordern, kollidieren wird. Nicht auszuschließen ist, daß die zur Beherrschung neuer Techniksysteme notwendige Instrumentalisierung des Bürger, wegen seiner nur ihm und seinen Arzt etwas

angehenden Krankheitsgeschichten, Gefahr läuft, permanent seine eigene Vertrauens-
krise zu erzeugen, die auch durch formaljuristische Absicherungen, durch Appelle,
durch „stillen Zwang" zum Mitmachen etc. nicht gebannt werden kann.

Die soziale Akzeptanz neuer Technologien, wie der „sicheren" Karte, kann nicht durch
die „schleichende" Umwandlung der „freiheitlichen Gesellschaft" in eine Sicherheitsgesellschaft erzwungen werden. Um Freiheit und soziale Fähigkeiten zur Wahrnehmung
von Verantwortung und individueller Mündigkeit - konstitutive Bedingungen dieser Republik - zu retten und gar weiter zur eigentlichen Entfaltung kommen zu lassen, sind
sozio-technisch ausgerichtete Prinzipien, beispielsweise der **partizipativen Technikgestaltung** weiter zu entwickeln. Damit würde auch die fragwürdige Deutung Arnold
Gehlens, der Mensch sei ein „Mängelwesen", überwunden, um so endlich den Menschen in den Mittelpunkt jeder Technikgestaltung zu stellen - und nicht, wie üblich, umgekehrt.

Die „freiheitliche Gesellschaft" braucht, um als solche eine Zukunft zu haben, eine **Ge-
sprächskultur der Verständigung**, gerade dann, wie es absehbar am Beispiel
„Patientenchipkarte" erkennbar ist, wenn unterschiedliche Interessen, Motive und Leit-
bilder zu kollidieren drohen.

Anmerkungen:

(1) Es kann aber durchaus auch die Gegenthese vertreten werden - worauf hier nur hingewiesen werden soll - , wonach der Mensch als kulturgeschichtlich höchstentwik-
kelte Wesenheit, die zur eigenen Weiterentwicklung begabt ist, zu sehen ist. Dieses
Menschenverständnis würde eine „Drehung" von herrschenden Leitbildern darstellen und ermöglichen, wieder den Menschen und nicht systemtheoretische **ceteribus-
paribus**-Abstraktionen, etwa Technologien, in den Mittelpunkt zustellen.

(2) Hier ist an gesetzlich fixierte Rahmenbedingungen etwa aus dem Sozialrecht, dem
Zivilrecht, dem Bundesdatenschutzgesetz, dem Haftungsrecht, dem Strafrecht und
der Gewährleistung des verfassungsrechtlich garantierten Schutzes der Vertraulichkeit, also der ärztlichen Schweigepflicht, zu denken.

Literatur:

Gehlen, Arnold: Die Seele im technischen Zeitalter. Sozialpsychologische Probleme im industriellen Zeitalter. Reinbek 1957

Ders.: Der Mensch, seine Natur und seine Stellung in der Welt. Bonn 1958

BSI (Hrsg.): Chipkarten im Gesundheitswesen. Abschlußbericht einer im Auftrag des „Bundesamtes für Sicherheit in der Informationstechnik" (BSI) durchgeführten Technikfolgen-Abschätzung im Bereich der IT-Sicherheit. Bonn 1995

Ulrich, Otto: Politik als Kunst. Stuttgart 1995

Ders.: Verletzlichkeit - Störphänomen der Modernisierung. In: Jahrbuch Arbeit und Technik 1994, S. 318ff., Bonn 1994

Weißbach, Hans-Jürgen: Kommunikative und kulturelle Formen der Risikobewältigung in der informatisierten Produktion. In: Ders./Poy, Andrea (Hrsg.): Risiken informatisierter Produktion. Opladen 1993

Gesundheitsberichterstattung und Datenschutz

Enno Swart und Bernd-Peter Robra

1. Ziele und Inhalte einer Gesundheitsberichterstattung

Das Gesundheitssystem zählt zu den wichtigsten Wirtschaftszweigen der Bundesrepublik. Die Gesamtausgaben aller Kostenträger für Gesundheitsleistungen betrugen 1991 379,0 Mrd. DM. Das waren 13,5% des Bruttoinlandprodukts [5]. Man sollte meinen, daß entsprechend der unstrittigen ökonomischen, aber auch der sozialpolitischen Bedeutung des Gesundheitswesens angemessene Informationssysteme den Bedarf an und die Inanspruchnahme von Leistungen, die gesundheitlichen Ergebnisse, das Aufbringen und Verteilen der Mittel, die Zufriedenheit der Nutzer usw. abbilden.

Dies um so mehr, als sich das Morbiditätsspektrum aus demographischen Gründen wandelt, der wissenschaftlich-technische Fortschritt neue Leistungen möglich macht, der Stellenwert präventiver und rehabilitativer Maßnahmen steigt und durch Politik und Vertragspartner vor allem kapazitäts- und kostenbegrenzend, aber auch leistungssteuernd, qualitätssichernd und unter Verfolgung zahlreicher anderer eher partikularer Interessen interveniert wird. Auch wird die Verflechtung sozialer und gesundheitlicher Probleme immer deutlicher (Pflege, Migration, Suchtmittel u.a.m).

Es gibt aber in der Bundesrepublik kaum aussage- und verallgemeinerungsfähige Daten zur Häufigkeit bestimmter Erkrankungen in der Bevölkerung, über Art, Umfang und Verteilung medizinischer Leistungen, die damit jeweils verbundenen Kosten, über präventive Maßnahmen und ihre Ergebnisse, um nur einige Beispiele zu nennen. Natürlich gibt es umfangreiche Datenquellen und Statistiken für den Informations- und Legitimationsbedarf verschiedener Institutionen des Gesundheitswesens. Sie haben nach dem Urteil der Forschungsgruppe Gesundheitsberichterstattung (GBE) allerdings eine Reihe von Mängeln. Diese liegen u.a. in der fehlenden Systematik mit resultierenden offensichtlichen Lücken, in Zugangsschwierigkeiten für externe Nutzer und Problemen der inhaltlichen und methodischen Qualität. Dies gilt besonders für Datenquellen zum Gesundheitszustand der Bevölkerung und zur Inanspruchnahme medizinischer Leistungen [2].

Mit der Entwicklung und dem Aufbau einer Gesundheitsberichterstattung des Bundes sind nun ernstgemeinte (und vom BMFT geförderte) Schritte in Richtung auf eine inhaltliche und methodische Verbesserung der Indikatoren und Datenflüsse sowie der Aussagefähigkeit und Nutzbarkeit des Berichtswesens unternommen worden.

Ausgehend von einem Konzeptvorschlag einer Forschungsgruppe GBE, der 1990 vorgelegt wurde [2], wird derzeit unter Federführung des Statistischen Bundesamtes der erste Basisgesundheitsbericht erarbeitet. Er soll vollständig 1997 vorliegen. Parallel dazu wird ein Informations- und Dokumentationszentrum Gesundheitsdaten (IDG) aufgebaut. GBE und IDG sollen Nutzern aus der Gesundheitspolitik und. der wissenschaftlichen Forschung Informationen zur Verfügung stellen. Damit sollen Akteure im Gesundheitswesen sachgerechter als bisher Defizite in der Versorgung erkennen, Prioritäten setzen und Steuerungsmöglichkeiten im Spannungsfeld zwischen Ökonomie und Medizin wahrnehmen und evaluieren können. Aber auch der breiten Öffentlichkeit sollen Daten „anschaulich und verständlich" präsentiert werden, „um eine Pluralität der Interpretationen zu gewährleisten" [3]. Der Aufbau einer Dateninfrastruktur ist daher gleichzeitig ein politischer Prozeß, mit dem Datenherren aus dem Gesundheitswesen im Interesse des Gemeinwohls in eine Gemeinschaftsaufgabe eingebunden werden.

Es lassen sich u.a. folgende technische **Ziele** einer Gesundheitsberichterstattung erkennen [3]:

- themenbezogene und integrierende Darstellung medizinischer, demographischer, sozialer und ökonomischer Sachverhalte,

- systematische Zusammenführung und Verknüpfung von amtlichen und nichtamtlichen Quellen,

- Prüfung und stufenweise Verbesserung der Validität der Daten,

- Verbesserung der Zugänglichkeit der Daten,

- Verbessern der Informationsgrundlagen für die epidemiologische Forschung,

- Harmonisierung der GBE auf der Landesebene und regional-kleinräumig (Kommunalebene),

- Integration der Erfahrungen des Auslands und der Anforderungen der Europäischen Union.

Die Punkte „Zusammenführung und Verknüpfung", „Zugänglichkeit", „kleinräumige Nutzung" und „Verbessern der epidemiologischen Forschung" sind potentiell von datenschutzrechtlichem Belang. Wir werden noch darauf eingehen.

Der periodisch erscheinende **Basisbericht** soll etwa 100 Einzelthemen auf rund 400 Seiten behandeln, die sich nach der aktuellen Arbeitsplanung des Statistischen Bundesamtes in die folgenden neun Kapitel gliedern:

- Zusammenfassung

- Ziele und Vorgehensweisen der GBE

- Rahmenbedingungen des Gesundheitswesens

- Gesundheitliche Lage

- Gesundheitsverhalten und Gesundheitsgefährdungen

- Krankheiten

- Ressourcen der Gesundheitsversorgung

- Leistungen und Inanspruchnahme des Gesundheitswesens

- Ausgaben, Kosten und Finanzierung des Gesundheitswesens.

Spezialberichte dienen der Behandlung von Themenbereichen, die von speziellem Interesse sind und/oder sich an spezielle Zielgruppen richten. In Ergänzung der Basisberichte sollen sie u.a. folgende Funktionen übernehmen [3]:

- „vertiefende Darstellung spezieller Leistungsbereiche des Gesundheitswesens, spezifischer gesundheitspolitischer Handlungsfelder sowie gesellschaftlich bedeutender oder aktueller wichtiger Krankheitsarten,

- Darstellung von Zusammenhängen oder Wechselwirkungen zwischen Gesundheitsfragen und anderen gesellschaftlichen Einflüssen...,

- Darstellung der Qualität und Verläßlichkeit von Daten".

Unter den Aufgaben des Informations- und Dokumentationszentrums sind unter datenschutzrechtlichem Gesichtspunkt folgende hervorzuheben [3]:

- „Schaffung von Regelungen zur Sicherstellung des allgemeinen Zugangs zu den Daten der Gesundheitsberichterstattung (auch über das veröffentlichte Aggregationsniveau hinaus) unter Berücksichtigung geltender Datenschutzbestimmungen" und

- „Entwurf eines Konzeptes für ein einfach zu bedienendes, menügesteuertes System zur Fremdnutzung der Daten und Informationen".

2. Datenschutzrelevante Aspekte einer Gesundheitsberichterstattung

Unter den datenschutzrechtlich relevanten Zielen der GBE sind vor allem die systematische Zusammenführung und Verknüpfung von amtlichen und nichtamtlichen Quellen, die Verbesserung der Zugänglichkeit der Daten, das Schaffen von Informationsgrundlagen für die epidemiologische Forschung und die Verbesserung der kleinräumigen Datennutzung zu diskutieren.

2.1 Verknüpfungen

Die Bundes-GBE wird ausschließlich auf hochverdichteten Daten basieren. Nicht nur die im eigentlichen Bericht präsentierten Daten, sondern auch die in speziellen Handbüchern und mit Hilfe einer Datenbank bereitgehaltenen Daten sind in mehreren Stufen aggregiert. Sie lassen weder einen Personenbezug erkennen noch ist es möglich, diesen wiederherzustellen.

Daher werfen auch mögliche Verknüpfungen z.B. über die P-Liste (**place** - Ort; **period** - Zeit; **provider** - Leistungserbringer; **procedure** - Leistung; **problem** - Problem, Diagnose) keine datenschutzrechtlichen Probleme auf. Durchgängig einheitliche Klassifizierungen und Gliederungen dieser Dimensionen in allen Datenquellen sind notwendig und ja z.T. auch bereits realisiert (z.B. ICD, ICPM). Verknüpfungen **personen**bezogener Daten sind im Rahmen einer Gesundheitsberichterstattung nicht vorgesehen und zur Erreichung der oben genannten Ziele auch nicht notwendig.

Erst wenn zu wenig aggregiert (bzw. zu fein disaggregiert) wird, könnte aufgrund geringer Fallzahlen bei bestimmten Merkmalskombinationen eine Reidentifizierung de facto und ohne unzumutbaren Aufwand möglich werden. Ein Problem liegt weniger auf der

Ebene der Gesundheitsberichte, könnte aber innerhalb des Informations- und Dokumentationszentrums entstehen, das Hintergrundmaterialien und Rohdaten in unterschiedlich stark aggregierter Form für die GBE erhält und bereithält.

Auch Einrichtungen des Gesundheitswesens könnten mit datenschutzrechtlichen Argumenten ein Interesse geltend machen, die Gliederungstiefe und damit die Transparenz der GBE zu beschränken.

Für die Gewährleistung der hinreichenden Aggregierung und damit der faktischen Anonymisierung bleiben grundsätzlich die Datengeber (Datenherren) selbst verantwortlich. Nur in wenigen Fällen ist die Bundesstatistik Datenherr - z. B. beim Mikrozensus, der auf gesetzlicher Grundlage erhoben wird. Solche Daten müssen ihrer Zweckbindung entsprechend natürlich besonders - am besten außerhalb des IDG - geschützt werden.

2.2 Zugänglichkeit

Der Zugang zu den Daten der GBE oder des IDG sollte grundsätzlich jedermann möglich sein. Bei ausreichend aggregierten Daten ist es unproblematisch, allen interessierten Nutzern Zugang zu den bereitgehaltenen Daten zu ermöglichen, im Sinne eines „public use files" auch mit Hilfe elektronischer Medien. Allerdings sollte eine Dokumentation der Nutzeranfragen und der erfolgten Nutzungen erfolgen, so daß das Nutzerprofil und der Datentransfer transparent werden. Je stärker disaggregiert die Daten vorliegen, um so mehr muß Wert auf die Überprüfung eines berechtigten Erkenntnisinteresses, eventuell auch einer angemessenen Fachkunde gelegt werden. Bestimmte, sehr detaillierte Anfragen - insbesondere solche von Stellen mit Zusatzwissen - könnten von der vorherigen Genehmigung durch die Aufsichtsbehörde abhängig gemacht werden.

2.3 Kleinräumige Gesundheitsberichterstattung

Die Gesundheitsberichterstattung auf Bundesebene bildet den äußeren Rahmen für kleinräumige Gesundheitsberichte auf Landes- und Kommunalebene. Für koordinierte und vergleichbare Länderstatistiken wurde durch die Arbeitsgemeinschaft der leitenden Medizinalbeamten der Länder ein Indikatorensatz definiert [1].

Bei kleinräumigen Gesundheitsberichten stellt sich eher als auf Bundesebene die Frage nach datenschutzrechtlichen Bedenken, weil hier bei einer feinen Auflösung der Daten schnell geringe Fallzahlen auftreten können.

2.4 Datenbasis für die medizinische / epidemiologische Forschung

Hinsichtlich der Nutzung der GBE oder des IDG für die medizinische/epidemiologische Forschung ergeben sich keine neuen Aspekte, wenn sich das Interesse der Forscher auf ausreichend aggregierte Daten beschränkt.

Gerade in der Medizin ist es aber häufig wünschenswert, mit personenbezogenen Daten zu arbeiten.Darum bleibt die Frage bedenkenswert, ob und in welcher Form für bestimmte Forschungsinteressen auch im Rahmen der GBE ein Zugang zu personenbezogenen Daten ermöglicht werden könnte.

Möglicherweise läßt sich hier das Modell der Verschlüsselung mit Hilfe einer Vertrauensstelle und der Datenhaltung in einer Registerstelle, wie sie in der Krebsregistrierung vorgesehen ist und erprobt wird [4], übertragen. Ein Datenherr kann dann seine Daten verschlüsselt übergeben, das IDG fungiert als Registerstelle. Über die Verschlüsselung ist ein Record Linkage mit anderen Daten derselben Person, aber keine Reidentifizierung innerhalb der Registerstelle möglich. Das aber sind Fragen, die der weiteren Entwicklung überlassen bleiben müssen.

3. Ausblick

Das wesentliche Datenschutzelement der GBE ist die Aggregierung. Man darf darauf hoffen, daß die GBE ihre naheliegenden Transparenz- und Systematisierungsziele erfüllt, indem sie zu einer intensiveren Nutzung der vorhandenen Datenquellen, zu einer Verbesserung ihrer Validität und zu ihrer schrittweisen Ergänzung beiträgt.

Literatur:

[1] Ausschuß Gesundheitsberichterstattung der AGLMB (1991): Indikatorsatz für den Gesundheitsrahmenbericht der Länder. Hamburg

[2] Forschungsgruppe Gesundheitsberichterstattung (1990): Aufbau einer Gesundheitsberichterstattung, Endbericht (3 Bde.). St. Augustin: Asgard

[3] Hoffmann, U. (1993): Zum Aufbau einer nationalen Gesundheitsberichterstattung. Wirtschaft und Statistik, Heft 1/93, 33-42

[4] Krtschil, A.; Schmidtmann, I.; Schüz, J.; Michaelis, J.; (1994): Bericht über die Pilotstudie zum Krebsregister Rheinland-Pfalz. Mainz: Tumorzentrum Rheinland-Pfalz

[5] Statistisches Bundesamt (1994): Statistisches Jahrbuch für die Bundesrepublik Deutschland. Wiesbaden: Metzler-Poeschel

Informationelle Selbstbestimmung des Patienten durch die Patientenkarte

Claus-O. Köhler und Werner Schuster

1. Einführung

Karten sind aus unserem zivilisierten Leben nicht mehr wegzudenken. Damit sind Karten aller Art gemeint - Prägekarten, Magnetstreifenkarten, Chipkarten als reine Speicherkarten oder als Prozessorkarten, optische Karten oder beliebige Mischungen aus diesen. Eines haben alle diese Karten gemeinsam: Die äußeren Abmessungen. Sie sind alle gleich groß und gleich dick. Man kann sie also sehr gut in den nötigen Behältnissen in Geldbörsen, in Brieftaschen, in Aktenmappen etc. unterbringen, diese Normung ist weltweit anerkannt [19].

Darüber hinaus gibt es aber nur sehr wenige Standards oder Normen, die weltweit anerkannt sind. In vielen zum Teil sehr merkwürdig ineinander verschachtelten Standardisierungsgremien wird seit Jahren an weiteren Normen gearbeitet. Insbesondere bei Chipkarten und ihrer wie auch immer gearteten Betriebssysteme hat man auch schon gute Forschritte gemacht und vielleicht sogar schon die Hälfte des zu gehenden Weges hinter sich [11, 13-15, 25].

Auf dem inhaltlichen Sektor - Anwendungen - z.B. im Gesundheitswesen, gibt es erst sehr wenige Überlegungen und Einigungen, z.B. daß die Daten- und Datenstrukturbeschreibungen auf der Karte in ASN.1 gemacht werden sollen. Noch nicht einmal in Deutschland hat sich eine einheitliche Sprachregelung für die verschiedenen Karten im Gesundheitswesen durchgesetzt, wie die folgende Überschrift in der Ärztezeitung deutlich macht.

WIRTSCHAFT

Nach der Chipkarte kommt jetzt die Patientenkarte in den Test

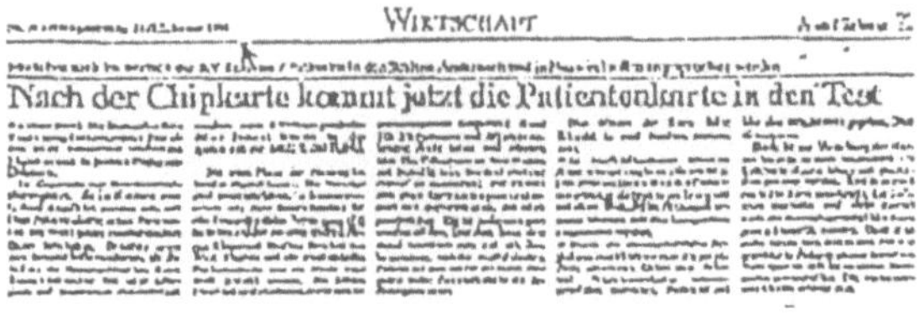

Bild 1: Was Journalisten für einen Unsinn anrichten können!

1.1 Definition und Strukturen der Patientenkarten

Die folgende Abbildung 2 zeigt gleich zwei Definitionspfade, die bei vielen Journalisten immer noch in sich verwoben sind. Auf der linken Seite sind die technischen und auf der rechten die inhaltlichen oder funktionalen Definitionen von Chipkarten und Patientenkarten dargestellt [37].

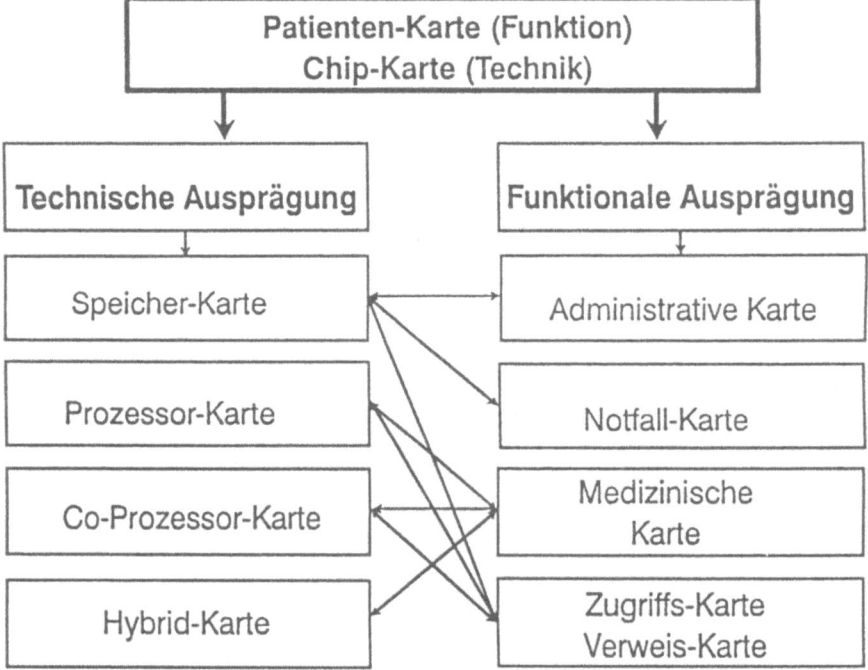

Bild 2: Definitionen 'Karten im Gesundheitswesen'

Der Begriff 'Patientenkarte' ist, sollte man annehmen, eindeutig. Er ist es natürlich nicht, man kann darunter sehr verschiedene Inhalte verstehen: Administrative Karte, Notfall-Karte (Träger der Gefährdungsgrößen), Medizinische Karte (Krankenblatt), Schlüssel-Karte (Zugriff auf Netze, Daten und Datenbanken aller Art.) Naturgemäß sind die Karten für diese sehr verschiedenen Zwecke auch sehr verschieden in der technischen Ausprägung, in der Kapazität und Leistung (Speicher und Prozessor), in der Sicherheitsebene und in den forensischen und juristischen Wirkungen [17, 26]. Alle denkbaren Kombinationen zwischen diesen vier Kartentypen sind mit einer multifunktionalen Karte (die immer eine Prozessor-Karte ist) auch heute schon technisch möglich [64, 65].

1.1.1 Administrative Karte

Eine Art der administrativen Karte ist in der Bundesrepublik Deutschland für alle Angehörigen der gesetzlichen Krankenkassen verpflichtend (durch Gesetz = Gesundheitsstrukturgesetz GSG § 291) zum 1.1.1993 eingeführt worden, die Krankenversichertenkarte - KVK [16, 45, 46, 52, 53, 55, 58, 61], (vollständige Einführung per 1.1.1995, Anm. d. Hrsg.).

Diese KVK ist eine simple Speicherchip-Karte, die aus Gründen des Datenschutzes auf die sonst nicht im Handel erhältliche Speichergröße von knapp 300 Zeichen hinunter kupiert wurde. Lt. Sozialgesetzbuch V dürfen auf dieser Karte praktisch nur die Daten stehen, die auch auf dem bisher gebräuchlichen Krankenschein aus Papier standen. Diese Karte enthält keine medizinischen Daten, sie kann sie auch aus technischen und Speicherplatzgründen nicht aufnehmen. Diese simple Tatsache ist leider weder bei den Versicherten noch bei den Ausgebern der Karten (Krankenkassen) noch bei den KVen und ihren jeweiligen Funktionären bekannt. Das wurde Ende Januar in einer 'Gesundheitssendung' in den dritten Programmen drastisch deutlich, als ein KV-Funktionär die Aufnahme weiterer - medizinischer - Merkmale auf die KVK propagierte.

Die Idee, den Krankenschein durch eine Karte zu ersetzen, ist nicht so neu. Schon 1977 wurde in Schleswig-Holstein ein Großversuch mit einer Karte, die natürlich noch keine Chip-Karte, sondern eine Prägekarte war, gestartet. [21].

Andere administrative Karten, die bisher meist in der Form der Magnetstreifen-Karte in Gebrauch waren, sind Versicherungs-Karten (Unfallversicherung, Lebensversicherung, auch private Krankenversicherung) auf freiwilliger Basis. Die Ersetzung dieser Magnetstreifen-Karten durch Chip-Karten wird wohl nirgendwo auf Schwierigkeiten stoßen, wenn auf dem Chip nur die Daten stehen, die vorher auf dem Magnetstreifen gestanden haben. Dieser Übergang von der Magnetstreifenkarte - ohne jegliche Sicherheit gegen unbefugtes Zugreifen und Verändern - zur Chipkarte - mit sehr großen Sicherheitselementen - ist auch für die administrativen Karten vorgezeichnet [24].

1.1.2 Karte als Träger von Gefährdungsgrößen (Notfall-Karte)

Es gibt viele Patienten, deren chronische Krankheit sich in den die Existenz gefährdenden Faktoren äußert. Gefährdende Faktoren insofern, als diese bei Nichtberücksichtigung zu schwerwiegenden Beeinträchtigungen - bis zum Tode - des Patienten führen können, z.B.: Bluter, Diabetiker, Anfallskranker, Schrittmacher- oder Defibrillatorträger, Allergiker, etc.

Diese Faktoren kann man gemeinsam mit den wichtigsten Diagnosen der chronischen Krankheiten, der Blutgruppe und der Anschrift einer ggf. zu benachrichtigenden Person auf eine Karte bringen, die vom jeweiligen Arzt oder Rettungssanitäter nur **gelesen** werden kann. Das entspricht dem schon in der EG in Papierform eingeführten Notfallausweis. Die hier propagierte Karte kann natürlich wegen noch nicht ausgebauter Infrastruktur den Notfallausweis noch nicht ersetzen, das kann erst sehr viel später geschehen.

Das Beschreiben einer derartigen Karte, d.h. die Aufnahme von Merkmalstypen und Merkmalsausprägungen, kann nur bei der ausgebenden Stelle erfolgen. Als beste Beispiele für diese Art der Karte können die schon seit längerer Zeit auf dem Markt befindliche SANACARD aus Basel [74] und die neue entsprechende Karte der Firma Com-Brock genannt werden. In der KV Koblenz soll jetzt mit einer Firma aus den USA ein Großversuch der gleichen Art gestartet werden [5].

Diese Karten sind auch - wie die administrativen Karten - reine Speicher-Karten und werden im allgemeinen Sprachgebrauch mit dem schlechten Ausdruck 'Notfall-Karte' bezeichnet. Im englischen Sprachraum wird diese Karte entsprechend 'Emergency Card' genannt. Es gibt Anstrengungen, diese Karte europaweit einzuführen. Eine derartige Karte hat den Vorteil, daß sie auf dem gleichen Leser, der die KVK liest, gelesen werden kann. Fast alle Pilotprojekte der Medizinischen Karte enthalten diese Gefährdungsgrößen auch, und zwar in einem frei zugänglichen Teil der Karte (multifunktionale Karte).

1.1.3 Medizinische Karte

Die medizinische Karte soll zukünftig - in etwa 5 bis 10 Jahren - eine gesamte Krankengeschichte aufnehmen. Sie wird nach der bisherigen technischen Entwicklung absehbar als Hybrid-Karte - d.h. Chip auf der Vorderseite und optischer Speicher auf der Rückseite z.B. für Bilder - ausgeprägt sein [22].

Vorläufig werden medizinische Karten, derzeit als Prozessor-Karten, nur für sehr spezielle Bedürfnisse in eng umschriebenen medizinischen Bereichen - meist auch nur in Pilotstudien - eingesetzt. Es gibt wenige Ausnahmen davon, in denen die medizinische Karte allgemeinmedizinisch verwendet wird, z.B. in den wohl am weitesten fortgeschrittenen Projekten in Exeter und im Quebec-Programm [6, 7, 68].

Im Szenario des Einsetzens der Karte als Träger der Krankengeschichte eines Patienten zur Verwirklichung in etwa 5 bis 10 Jahren - freiwillig und wahrscheinlich vorerst nur für chronisch Kranke - spielt technisch die Hybrid-Karte wohl die entscheidende Rolle. Die gespeicherten Daten und Bilder auf der optischen Seite der Karte werden nur über die auf dem Chip - andere Seite der Karte - gespeicherten Algorithmen lesbar sein. Dieser Algorithmus kann zum Beispiel jeweils aufgrund individueller Merkmalsausprägungen des Karteninhabers für jeden Patienten verschieden sein. Der Chip selbst ist sowieso schon so absicherbar, daß Mißbrauch praktisch nicht möglich ist.

Eine derartige Karte wird nun in den demographischen und allgemeinmedizinischen Datenteilen standardisiert sein können. Dieser Teil der Standardisierung wird sowohl auf der medizinischen Seite, als auch auf der technischen Seite der heutigen Karte noch im Laufe der nächsten 2 Jahre, zumindest in Europa, abgeschlossen sein [15]. Die Standardisierung für spezielle diagnostische Formenkreise - z.B. rheumatische Erkrankungen, Stoffwechselkrankheiten, Allergien, Krebs, Herz-Kreislauf-Erkrankungen, Schmerz - wird sich nur langsam durchsetzen. Ein schnelles Vorgehen dabei verbietet sich auch deswegen, weil die medizinische Entwicklung z. Zt. noch viel zu schnell voranschreitet. Heutige Standardisierungen müssen notgedrungen morgen schon wieder überholt sein.

Im Szenario für die Jahre nach dieser ersten Phase spielt die Standardisierung dann keine so entscheidende Rolle mehr, weil die dann im Umlauf befindlichen Karten ihre eigene Anwendungssoftware enthalten werden. D. h. ein Arzt benötigt nur noch einen Karten-Leser und einen Bildschirm (dieser ist dann sicher ein berührungsempfindlicher

Schirm (touch screen), so daß eine Tastatur entfällt), um sich die Krankengeschichte des Patienten in gewünschter Präsentation anzeigen zu lassen.

Medizinische Anwendungen werden selbstverständlich nur auf multifunktionalen Chip-Karten - in der Form der Smart Cards - geschehen. D. h. ein offen zugänglicher Bereich, getrennt von den anderen Daten, wird z.b. auch die oben beschriebenen Gefährdungs-größen enthalten. Ob die rein administrativen Daten für die Abrechnung z. B. auch auf einer solchen Karte enthalten sein sollen, ist nur eine gesellschafts- oder gesundheitspolitische und keine technische oder medizinische Entscheidung. U. E. ist aber davon abzuraten, auch um den Patienten wirklich das Gefühl zu vermitteln, daß es bei dieser Karte nur um die Gesundheit und nicht um die Finanzen geht. Leider ist der Patient jetzt schon negativ beeinflußt, da sich herausgestellt hat, daß offensichtlich allein schon die Krankenversichertenkarte mit ihrer sehr einfachen Struktur nicht sicher ist.

Der erste Ansatz und Einsatz einer derartigen Patienten-Karte wird sicherlich im Bereich Shared Care für Krebspatienten zu erwarten sein, was im GSG schon vorgegeben ist [3, 18, 20]. Das elektronische Rezept auf der Smart Card ist mehr oder weniger fertig [66]. Es kann ohne Schwierigkeiten auf einer multifunktionalen medizinischen Karte in einem Bereich implementiert werden.

1.1.4 Karte als Zugangsschlüssel

Der Einsatz von Karten - Präge-Karten, gelochten Karten, Magnetstreifen-Karten und neuerdings auch Chip-Karten - im Bereich der Zutritts- und Zugriffs-Organisation ist seit vielen Jahren in militärischen und anderen Sicherheitsbereichen in der Wirtschaft weit verbreitet. Im Gesundheitswesen fängt diese Möglichkeit des Einsatzes - in Verbindung mit der damit einhergehenden eineindeutigen Identifizierung von Patienten im System Gesundheitswesen - an, in die Routine einzugehen [49]. Patienten weisen sich damit aus, authentisieren sich bei medizinischen Leistungsstellen (z.B. Radiologie, Ultraschall, Labor etc.) und erlangen Zutritt z.B. zur Krankenhausbibliothek.

Diese Schlüsselfunktionen können für die sog. 'professional card' (diese sind Eigentum der Beschäftigten) sowohl im Hinblick auf den Zugriff zu Datenbanken und Netzen als auch zu lokalen Bereichen ausgenutzt werden. Diese lokalen Bereiche können Werkstätten, Bestrahlungseinrichtungen, Laboratorien etc. sein [63]. Sie dienen ggf. dabei auch zur Eingangskontrolle insofern, daß man z.B. in einem Sicherheitsbereich immer weiß, wieviel Personen und wer sich bei einem gegebenen Unfall in diesem Bereich befindet.

1.2 Einsatz von Patienten-Karten

Der Einsatz von Patienten-Karten, insbesondere der medizinischen Karten, birgt eine Menge von Chancen in sich, die in die drei globalen Bereiche Qualitätssicherung, Kommunikationsverbesserung (als herauszuhebender Teil der Qualitätssicherung) und der sozio-psychologischen Komponente der Stärkung - oder erst einmal der Entwicklung überhaupt - des partnerschaftlichen Handelns von Patient und Arzt an Problemen des Patienten, aufgeteilt werden können [39].

Die Entwicklung der Karten und ihr praktischer Einsatz dient zusätzlich auch einem sehr guten Nebenzweck: Der Abwehr stehender Gesundheitsnetze - für die offensichtlich bei der EG schon Milliarden ECU auf Abruf bereit stehen (Tagespresse und [54]). Der Einsatz der Karten ist billiger, schneller, sicherer, wird eher akzeptiert und ist mit weniger Standardisierungsaufwand zu bewerkstelligen als die Einrichtung von Netzen. Die vom Verfassungsgerichtshof verlangte informationelle Selbstbestimmung gilt auch für Patienten, sie ist u.E. nur durch den Einsatz derartiger Karten zu verwirklichen.

1.2.1 Sicherung (oder Steigerung?) der Qualität

Unter Qualität versteht man heute im allgemeinen die Summe aus Strukturqualität, Prozeßqualität und Ergebnisqualität. Den Einsatz der Karten im Gesundheitswesen in Bezug auf Steigerung der Qualität ärztlichen Handelns bewerten zu wollen, zielt sicher in erster Linie auf die Ergebnisqualität.

Die Ergebnisqualität aus Diagnostik, Therapie und Prognose kann durch eine genaue, vollständige, aktuelle und fehlerfreie Dokumentation erreicht werden. Diese Forderung ist nur noch mit dem Einsatz der Patienten-Karte als Träger der Krankengeschichte oder durch globale Computernetze zu verwirklichen. Insbesondere wird diese Steigerung der Qualität in den vom GSG vorgesehenen Pflegesystem im Shared Care zum Einsatz kommen [19, 21].

1.2.2 Chancen in der Verbesserung der Kommunikation

Die Kommunikation zwischen den Beteiligten im Gesundheitswesen ist bekannterweise schlecht. Nimmt man zu den 'Beteiligten' auch richtigerweise die Patienten hinzu, muß diese Aussage noch negativer werden [1, 59]. Die Schriftformen der gegenseitigen Informierung in dem Vieleck Patient - Arzt für Allgemeinmedizin - Facharzt - Krankenhaus - therapeutische Einrichtungen - Apotheken - Sozialdienst - etc. (s. Abb. 3) führen zu derartigen Verzögerungen, daß Informationen immer zu spät kommen, sei es, weil Patienten längst gesund sind, sei es, weil eventuell auch genau das Gegenteil eingetreten ist.

Selbst Briefe von niedergelassenen Ärzten, die Patienten betreffen und die diese mit in die Klinik bringen, werden nicht gelesen [1]. Ein guter Ausweg aus diesem Dilemma kann der Einsatz der Chip-Karte sein, auf der jeweils die aktuellen Daten über den Krankheits- und Gesundheitszustand des Eigentümers der Karte aufgezeichnet sind. Auch hier muß Shared Care wieder zur Sprache gebracht werden [19].

Der Begriff 'Eigentum' an der Krankengeschichte, insbesondere wenn sie auf einem maschinenlesbaren Träger steht, den der Patient bei sich trägt, muß in nächster Zeit spezifiziert und gesetzlich definiert werden. Diese Festlegungen und die Definition werden sicher noch viele Diskussionen hervorrufen.

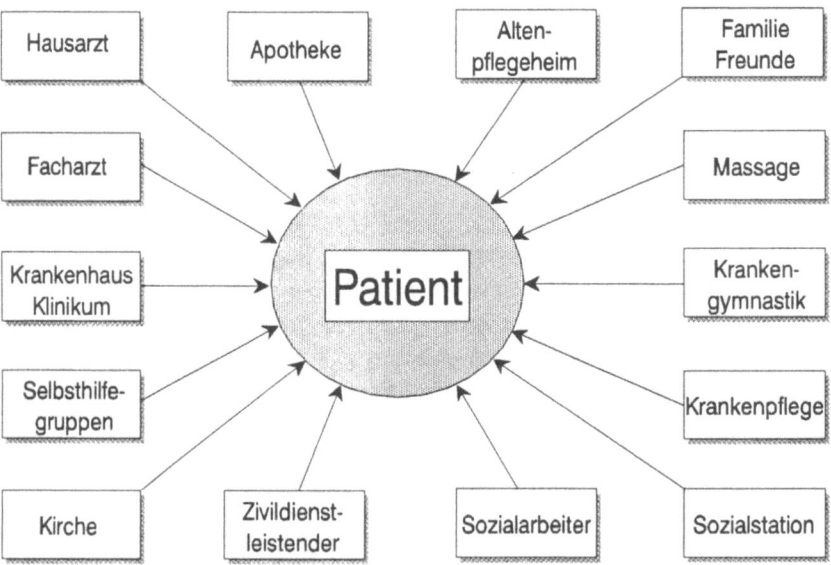

Bild 3: Patient im Vieleck der Institutionen

1.2.3 Chancen in der partnerschaftlichen Zusammenarbeit

Das heutige Gesundheitswesen ist immer noch überwiegend auf die Krankheit und nicht auf den kranken Menschen fixiert [27]. Das 'Neue Gesundheitswesen' wird sich mehr und mehr auf den (kranken) Menschen und seine Probleme konzentrieren [41]. Kommt *Larry Weed* mit seinem bahnbrechenden Ansatz des 'Problemorientierten Krankenblatts' doch noch zum Zuge [70, 72]?

Die 'Neue Medizin' wird zumindest einen sehr starken Anteil haben, der sich mit der ganzheitlichen Sicht befaßt. Die Patienten werden lernen, was heute schon ein nicht mehr geringer Teil der Patienten schon macht, mit ihrer Krankheit zu leben, sie zu akzeptieren und sie entsprechend zu dokumentieren. Diese Dokumentation wird nicht zuletzt auch ein wesentliches Hilfsmittel der eigenen Erkenntnisgewinnung sein. Patient und Arzt werden dabei gemeinsam an den Problemen des Patienten arbeiten, wobei unerheblich ist, wer diese Probleme konstatiert und beschrieben hat. Es wird soweit kommen, daß auch der Patient diese Probleme formulieren können wird.

Diese Entwicklung führt fast zwangsläufig zu einer neuen, partnerschaftlichen Zusammenarbeit zwischen allen am Gesundheitswesen Beteiligten, insbesondere natürlich im Patient-Arzt-Verhältnis. Es ist als sicher vorherzusehen, daß eine derartige Medizin erheblich kostengünstiger und weniger invasiv ist als die heutige. Einen einfachen Beweis für diese Behauptung kann jeder Anästhesist liefern, der zur Vollnarkose für mental durch ihn gut vorbereitete Patienten bis zu 50% weniger Narkotika benötigt [69].

Das Patienten-Arzt-Verhältnis dürfte auch dadurch intensiviert und verbessert werden, daß der Patient sowohl technisch - z.B. an seinem Heim-Computer oder am Fernsehgerät - als auch medizinisch - durch entsprechende Aufklärung durch den Arzt - in die Lage versetzt wird, sich mit 'seiner' Krankheit auseinanderzusetzen und mit ihr wesentlich besser umzugehen. Das Lesen der Karte auf den häuslichen Geräten wird eine eindeutige Zuordnung Karte zu Gerät haben, so daß die eigene Karte auf keinem fremden Gerät gelesen werden kann und das eigene Gerät keine fremde Karte (nur die der eigenen Familie) lesen kann.

1.2.4 Risiken des Einsatzes

Jede Technik, die bisher in den vielen Jahrhunderten menschlicher Existenz von diesen Menschen entwickelt wurde, birgt Risiken in sich, die sehr oft auch Realität wurden. Mit einem Knüppel kann man sich sowohl gegen wilde Tiere wehren, als auch seinem Bruder den Schädel einschlagen, wie es Abel mit Kain getan hat. Das Werkzeug kann nie etwas dafür, wenn es mißbraucht wird. Es ist praktisch nicht möglich, Werkzeuge nur so zu konstruieren, daß sie nicht mißbraucht werden können. Es sind immer nur Menschen, die Werkzeuge zum Schaden anderer Menschen einsetzen.

So muß man auch beim Einsatz der Chip-Karte als Patientenkarte die Risiken des Mißbrauchs untersuchen und möglichst niedrig halten. Über den möglichen technischen Mißbrauch der Verwendung als Lesezeichen, Fingernagelreiniger, Schraubendreher, Lineal, Stemmeisen u.ä.m. soll hier aus verständlichen Gründen nicht geschrieben werden. Der funktionale Mißbrauch beim Gebrauch der Karte in ihrer Funktion als Träger der Krankengeschichte muß untersucht werden.

Das Risiko des unerlaubten Zugriffs auf die Daten der Karte durch das technische Knacken der Zugriffssicherung ist relativ gering, es ist jedenfalls wesentlich geringer als das Knacken von Zugriffssicherungen in Netzen oder in Computern, wie es in den ersten Tagen des Monats Februar 1994 in den Medien der Welt zu lesen, zu sehen und zu hören war. Der unerlaubte Zugriff auf eine Karte betrifft dann auch nur einen einzigen Menschen, denn die nächste Karte ist schon ganz anders abgesichert. Hinzu kommt, daß zur Erlangung der Karte fast immer ein direkter krimineller Akt gegen einen Menschen verübt werden muß. Ein Angriff auf Netze ist für den Angreifenden nicht als Angriff gegen eine Person ersichtlich und bietet bei Erfolg sogleich den Zugriff auf die Daten sehr vieler Patienten.

Das Risiko der Nutzung der auf der Karte gespeicherten Daten aufgrund der mehr oder weniger zwangsweisen Herausgabe von Sicherungscodes etc. an potentielle Arbeitgeber, die sich über den Gesundheitszustand eines künftigen Arbeitnehmers ein objektives Bild machen wollen, kann durch den grundsätzlich technisch nur möglichen Zugriff auf die medizinischen Daten mittels zweier Karten - der sog. 'Professional Card' und der Patienten-Karte, die beide durch individuelle Sicherungscodes geschützt sind - sehr stark vermieden werden.

Das Risiko des Mißbrauchs von Patienten-Karten (z.B. in ggf. autoritären Systemen) wird generell dadurch sehr gering gehalten, daß jeder Patient seine Karte ganz einfach vernichten kann. Ein einmal eingerichtetes Netz wird sicherlich gerade in autoritären Systemen bestimmt und nicht mehr abgebaut werden. Zu einer jetzt schon technisch möglichen generellen Implantation von Chips, die die Krankengeschichte enthält, in die menschlichen Körper wird es hoffentlich nie kommen.

1.3 Nutzen und Kosten von Patienten-Karten

Kosten von Patienten-Karten können mit einiger Genauigkeit berechnet und geschätzt werden. Allerdings auch dabei dürfen die sekundären und ggf. sogar die tertiären Kosten nicht unter den Tisch gekehrt werden. Für die Einführung der Krankenversicherten-Karte als Patienten-Karte kann man als primäre Kosten die Karten selbst, die Schreib-/Lesegeräte, die entsprechende Software, die Einweisung und Ausbildung des Personals und die Portokosten der Verschickung der Karten ansetzen.

Als sekundäre Kosten kann man die Wirkung der Organismen des Personals auf die Streßsituationen bei Fehlfunktionen des Karten↔Computer-Systems verstehen, weil dadurch z.B. Erkrankungen ausgelöst werden, weil dadurch eine gereizte Stimmung mit den entsprechenden Fehlreaktionen in Praxen entsteht, etc.

Andere sekundäre Kosten sind z.B. erhöhter Stromverbrauch, Anschaffung neuer Möbel, weil die Geräte nicht mehr adäquat positioniert werden können, Wartezeiten für das Personal, weil der Patient seine Karte nicht gleich findet (um dann nach 10 Minuten festzustellen, daß er sie offensichtlich doch vergessen hat), Beschaffung eines anderen Rechnersystems, weil das vorhandene mit der Karte nicht fertig wird, etc. [42].

Schon diese sekundären Kosten sind nicht einfach zu schätzen, aber mit viel Phantasie, Erfahrung und einem guten Programm bekommt man diese Schätzung noch in den Griff. Die Berechnung dürfte praktisch unmöglich sein, da man die für derartige Berechnungen notwendigen Umfragen einfach nicht machen kann, sie wären zu umfangreich und zu teuer (am Ergebnis ausgerichtet). Die Literatur gibt aber schon bei der Schätzung der sekundären Kosten kaum etwas her.

Tertiäre Kosten beziehen sich auf Ableitungen aus den sekundären Kosten, Literatur darüber dürfte nicht vorhanden sein. Tertiäre Kosten sind etwa die Kosten für das antistatische Spray, das angeschafft werden muß, weil der neue Computer viel empfindlicher auf statische Ladungen reagiert. Oder es sind erhöhte Buchhaltungskosten, weil es mit dem neuen Verfahren noch ein bißchen komplexer in der Kostenrechnung zugeht. Unter überschaubaren Prämissen sind diese Kosten nur noch mit sehr nebelhaften Annahmen zu schätzen.

Interessant ist dabei natürlich, daß die meisten dieser Kosten als sekundäre und tertiäre Nutzen bei anderen Beteiligten anfallen - der Spray-Produzent und der -Lieferant verdienen, das Gesundheitswesen verdient durch die streßbedingten Erkrankungen usw.

1.4 Akzeptanz von Patienten-Karten

Patienten, die chronisch krank sind, werden die medizinischen Karten nicht nur akzeptieren, sondern von ihren Ärzten verlangen, wenn sie entsprechend aufgeklärt sind. Der Begriff 'aufgeklärt' klingt nicht gut in diesem Zusammenhang, man müßte besser sagen 'ausgebildet'. Aufklärung heißt im besten Falle das Wissen über die Krankheit, über die verschiedenen möglichen Therapien, über die möglichen Prognosen, um damit eine entsprechende Entscheidung treffen zu können. Ausgebildet heißt darüber hinaus das Lernen, die Krankheit - besser den Lebenszustand - zu akzeptieren und die Lebensumstände entsprechend darauf einzustellen.

Es darf sich nicht fortsetzen und es wird sich nicht fortsetzen, daß einerseits ca. 2/3 der Patienten nicht zum Arzt gehen brauchten, wenn sie nur ein wenig über die Medizin und insbesondere über ihren Körper wüßten, und andererseits auch 2/3 der Patienten, die es nötig haben, zu spät zum Arzt zu gehen, und damit wegen aufwendigerer und invasiverer Diagnostik und Therapie mehr leiden müssen [48].

Patienten, die in dieser Art mit ihrem Zustand leben, werden alles daran setzen, die Qualität ihres Lebens zu erhalten und sogar zu verbessern. Diese Patienten wissen um die Bedeutung der medizinischen Dokumentation (s.Bild 4).

Sie werden auch selbst einen großen Teil ihrer Beobachtungen aufschreiben - d.h. dokumentieren -, um sicherzustellen, daß die betreuenden Personen, die ihr volles Vertrauen haben, ständig die vollständigen, aktuellen und fehlerfreien Daten ihrer Lebensgeschichte zur Verfügung haben. Da dieses Verfahren praktisch nur mit einer Karte - wahrscheinlich eine Hybrid-Karte - zu verwirklichen ist, dürfte auch die Akzeptanz der Karte bei diesen chronisch kranken Patienten sehr hoch sein [29, 32, 34-36, 38].

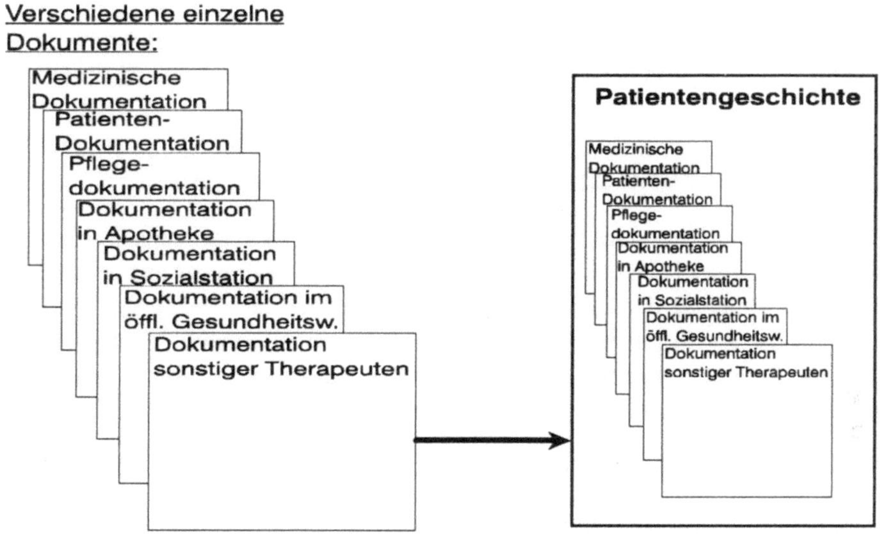

Verschiedene einzelne
Dokumente:

Medizinische
Dokumentation
Patienten-
Dokumentation
Pflege-
dokumentation
Dokumentation
in Apotheke
Dokumentation
in Sozialstation
Dokumentation im
öffl. Gesundheitsw.
Dokumentation
sonstiger Therapeuten

Patientengeschichte

Medizinische
Dokumentation
Patienten-
Dokumentation
Pflege-
dokumentation
Dokumentation
in Apotheke
Dokumentation
in Sozialstation
Dokumentation im
öffl. Gesundheitsw.
Dokumentation
sonstiger Therapeuten

Bild 4: Patienten-Geschichte

1.5 Zukunft der Patientenkarten in der Bundesrepublik und in Europa

In der Bundesrepublik Deutschland ist, wie in den meisten westlichen Industrieländern, der Gebrauch von Karten - allgemeine Kreditkarten, spezielle Karten von Handelsketten oder großen Läden zum Einkaufen, Tankkarten, Bibliothekskarten, Parkkarten, Fahrtausweise, betriebliche Geldbörse für die Kantine, Telefonkarten, etc. - schon üblich. In Deutschland kommt neuerdings die Krankenversichertenkarte (KVK) hinzu, die obligatorisch alle Mitglieder der gesetzlichen Krankenversicherung als Krankenschein-surrogat verwenden müssen - also etwa 70 Millionen [10, 16, 56-60].

Der Einsatz und der Gebrauch von Karten allgemein wird sich in den nächsten 5 bis 15 Jahren wesentlich erweitern. Es handelt sich dabei nicht um einige Prozente, sondern um 10er Potenzen. Die Patienten-Karten werden dabei von der Menge her gesehen weder in Deutschland noch in Europa eine bedeutende Rolle spielen. Das Positive an der Aussage ist, daß es für die Patienten nichts Besonderes sein wird, zusätzlich zu vielen anderen Karten eine Gesundheitskarte zu haben. Die Menge der Einzelkarten beim Individuum wird auch begrenzt sein durch den Einsatz von Multifunktions-Karten. Es ist nicht erstrebenswert, in eine derartige Karte auch die Gesundheitskarte zu integrieren [47, 50].

2. Der Patient und das 'Neue Gesundheitswesen'

Das 'neue' Gesundheitswesen wird sich wesentlich stärker als in der Vergangenheit bewußt zwischen den Polen der Erfüllung der 'individuellen Bedürfnisse' und der Restriktion dieser Erfüllung durch die 'Gemeinschaftsbedürfnisse' der Gesellschaft bewegen. Die individuellen Bedürfnisse werden darin durch die zu trainierende Selbstverantwortung, die Gemeinschaftsbedürfnisse durch die Bereitschaft zum sozialen Handeln begrenzt. Auch das letztgenannte muß entsprechend trainiert werden (siehe Bild 5) [41].

Menschen sind verschieden, Patienten sind auch Menschen. Die Ausnutzung eines derartigen Systems durch eine Minderheit ist vorherzusehen. Abwehrmaßnahmen gegen die Ausnutzung müssen aus der Gesellschaft kommen und nicht vom 'Gesetzgeber' wie immer auch dieses zu bewerkstelligen sein wird. Das Individuum wird stärker als bisher gefordert, gesellschaftliche Aufgaben zu übernehmen. Die Gesellschaft muß ebenfalls stärker als bisher die Humanität im Zusammenleben berücksichtigen.

Zwei Voraussetzungen werden erfüllt sein müssen, wenn das Bild 5 real sein wird: Erstens eine adäquate Ausbildung und Erziehung und zweitens eine andere Volkswirtschaftliche Gesamtrechnung. Die Erfüllung gesellschaftlicher Aufgaben muß in das Bruttosozialprodukt (BSP) einfließen, sonst können diese Arbeiten niemals Anerkennung finden. Schon jetzt ist unser BSP durch die Leistungen der freiwilligen Helferorganisationen wesentlich höher, als es in der Wirtschaftsstatistik ausgewiesen ist. Es ist sicherlich nicht leicht, den Beteiligten verständlich zu machen, daß der dabei abverlangte 'Papierkrieg' letztendlich zu ihren Gunsten getan werden muß.

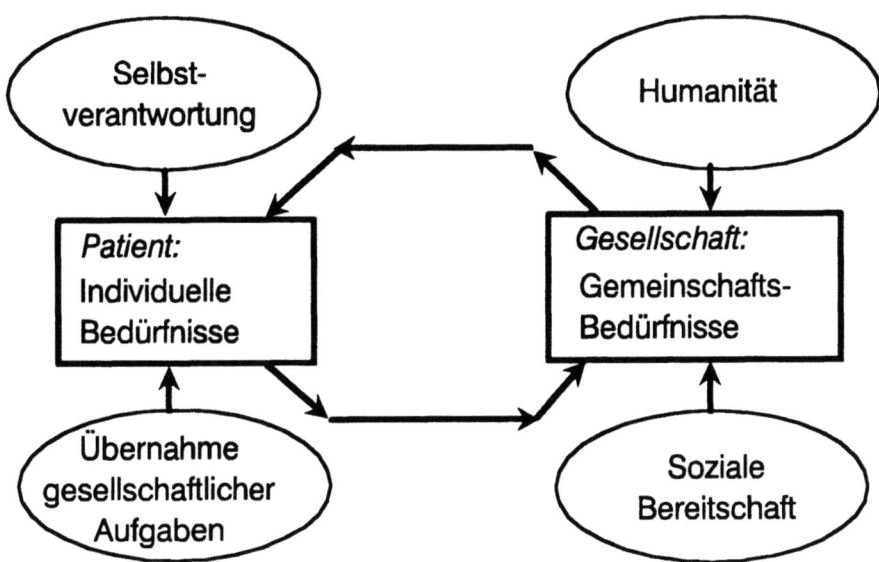

Bild 5: Pole des 'neuen' Gesundheitswesens

2.1 Was ist die 'neue Medizin'?

Das 'neue Gesundheitswesen' muß unter den grundsätzlichen Blickwinkeln betrachtet werden:

- Patientenbelange,
- Belange der Gesellschaft,
- gesundheitspolitische Aspekte,
- Belange der Wirtschaft,
- technische Aspekte.

Eine Einführung von neuen Systemen unter Außerachtlassung auch nur einer der Aspekte ist zum Scheitern verurteilt. Das Konzept ist, wie alle Konzepte und bestehenden Systeme im Gesundheitswesen, interdependent, interdisziplinär und im hohen Maß sensitiv.

2.1.1 Patientenbelange

Gesundheitsversorgungs-Systeme, inklusive ihrer Subsysteme (auch Computer) im Gesundheitswesen müssen grundsätzlich den Patienten in den Mittelpunkt stellen, das System ist für den Patienten da und nicht der Patient für das System. Patienten werden immer mündiger, nicht zuletzt durch die Einführung moderner Kommunikations- und Informationsverfahren [23, 62]. Zumindest müssen die geplanten Verfahren den Patienten in seiner Wandlung zum aufgeklärten, mitentscheidenden und mündigen Patienten wesentlich unterstützen.

Das Menschenbild der Medizin muß eine bio-psychosoziale Ausrichtung haben.

Soziales Handeln zeigt sich in der Umsetzung der Kompromißbereitschaft, die jeder bei der Forderung nach Erfüllung seine Bedürfnisse zeigt.

Das neue Gesundheitssystem hat zum Ziel, daß sich die Patienten in Anerkennung der Bedürfnisse in medizinischer, pflegerischer, psychologischer und sozialer Hinsicht optimal versorgt fühlen. (s. Bild 4 [41]).

Der Patient muß sicher sein, daß diese oben aufgeführten Statements in die Realität überführt werden. Insbesondere müssen dazu die folgenden Forderungen erfüllt werden.

Zusammenführung der Pflegedokumentation, der medizinischen Dokumentation, der Dokumentationen der sonstigen Therapeuten und der Patientendokumentation zur Patientengeschichte. Diese gehört in die Hand des Patienten.

Die Patientengeschichte wird auf einem Medium zur Verfügung gestellt, das der Patient besitzt und an jeden beliebigen Ort mitnehmen kann, das leicht transportierbar ist, das einen differenzierten, vom Patienten zu regulierenden Zugriff auf die dort gespeicherten Daten erlaubt.

Zusammenführung aller Organisationsteile der Patientenversorgung zu einer Organisationsstruktur, die Shared Care genannt wird, damit ist das Ganze mehr als die Summe der Einzelteile.

Zeitgerechte Verfügbarkeit relevanter Ausschnitte der vollständigen, richtigen und aktuellen Patientengeschichte an allen vom Patienten autorisierten Institutionen des Gesundheitssystems [41].

2.1.2 Belange der Gesellschaft

Die Gesellschaft wird zukünftig an den Patienten in Hinsicht auf Selbstverantwortung und -entscheidung andere und höhere Anforderungen stellen als in der Vergangenheit. Zu bildende Systeme müssen diese Entwicklung berücksichtigen (s. Bild 4).

Das neue Gesundheitssystem braucht die aktive Einstellung der Patienten als Grundlage vertrauensvollen und partnerschaftlichen Handelns, Patienten mit passiver Grundeinstellung verhalten sich unsozial. Die Patienten werden auf ihre aktive Rolle vorbereitet und entsprechend gebildet. Diese Aussagen sind auf alle Beteiligten am Shared Care zu übertragen.

Das neue Gesundheitssystem verlangt von allen Beteiligten Selbstverantwortung. Es gehört zur Aufgabe des Gesundheitssystems, diese bei allen zu fördern. Selbstverantwortliche Patienten haben eine bessere Möglichkeit der Auseinandersetzung mit Kranksein, was zu einer besseren Lebensqualität führt. Selbstverantwortliche andere Beteiligte des Gesundheitssystems haben eine bessere berufliche Erfüllung. Damit steigt die Qualität (Effektivität und Effizienz) des Gesundheitssystems [41].

2.1.3 Gesundheitspolitische Aspekte

Die heutige Gesundheitspolitik baut den zukünftigen Weg offensichtlich in die oben skizzierte Richtung (siehe z.B. GSG [2, 3]). Die Gesundheitspolitik muß sich noch mehr als bisher die folgenden Statements zu eigen machen. Es sei hier betont, daß hier an keiner Stelle die Diskussion über die 'Selbstbeteiligung' aufgegriffen sein soll, der Begriff 'Selbstverantwortung' ist in keiner Form an die Begriffe 'Finanzierung' und 'Verteilung' gekoppelt.

Wissen und Wissensverarbeitung ist die Voraussetzung der Selbstverantwortung, sie wird in partnerschaftlicher Kommunikation verwirklicht.

Unter dem Aspekt der bewußten Selbstverantwortung muß die bio-psychosoziale Betrachtungsweise die Betrachtung der Einzelfunktionen ergänzen. Die patientenrelevanten Entscheidungen im Gesundheitssystem erfordern eine Abwägung zwischen Sicherheitsbedürfnis und Aufwand.

Patienten-relevante Kommunikation zwischen Institutionen des Gesundheitssystems ist nur unter Mitwirkung des Patienten oder im Sinne des Patienten (BGB Geschäftsführung ohne Auftrag § 677) möglich.

Die Patienten haben das Recht, auf ihre Art zufrieden zu sein. Die Entscheidung darüber liegt bei ihnen. Die Gesellschaft erkennt dieses Recht in sozialer und ethischer Hinsicht an. Die Verwirklichung dieser Rechte wird durch gleichgeartete Bedürfnisse anderer Individuen begrenzt [41].

Entwicklungen zur Realisierung dieser Statements sollten auch von der Medizinischen Informatik ausgehen und in die Gesundheitspolitik einfließen. Eine gegenseitige Stimulation muß angestrebt werden [20].

2.1.4. Belange der Wirtschaft

Die Einrichtung neuer Kommunikations-, Informations- und Dokumentationssysteme im Gesundheitswesen ist ohne Beteiligung der Wirtschaft nicht denkbar. Die Beteiligung der Wirtschaft muß nach einer Promotionsphase in die Phase der Wirtschaftlichkeit führen. Die Wirtschaft muß für die Promotionsphase entsprechende Anerkennung finden. Die Frage der späteren Verwendung der von allen Beteiligten entwickelten Verfahren muß unter Ansetzung der Priorität der Wirtschaft in der ersten Phase (Promotionsphase) geklärt werden [43].

2.1.5 Technische Aspekte

'Neue Systeme' im 'neuen Gesundheitswesen' verlangen für die 'neuen Konzepte' auch 'neue Techniken'. Die in einem zukünftigen Gesundheitswesen zu verwirklichende Forderung 'Patientengeschichte in die Hand des Patienten' - *Larry Weed* hat das schon 1976 verlangt [71] - muß über ein auch für den Patienten handhabbares Medium geschehen. Ein derartiges Medium, das alle Anforderungen an Kapazität, Sicherheit, Komfort und kostengünstiger Infrastruktur erfüllt, kann z.Zt. und in mittelfristiger Zukunft nur die Hybrid-Karte sein [39]. Langfristig muß angestrebt werden, nicht nur die Betriebssysteme auf dieser Karte zu haben, sondern auch die Anwendungsprogramme. Vor Ort wird dann nur noch ein guter Leser, ein sehr guter Bildschirm und eventuell eine Tastatur benötigt [20].

2.2 Welcher Patient wird sich eine 'Medizinische Karte' anschaffen?

Medizinische Karten können nicht obligatorisch in ein Gesundheitswesen unserer Provenienz eingeführt werden. Ein junger, kerngesunder Mensch (sofern es das überhaupt noch gibt) wird den Sinn des Besitzes und Eigentum einer Karte mit seiner Lebensgeschichte nicht einsehen. Es wäre verkehrt, ihm eine solche Karte aufzwingen zu wollen. Irgendwann kommt aber praktisch jeder in den Zustand, daß der Besitz einer solchen Karte recht hilfreich sein kann. Schon *Hippokrates* soll gesagt haben: 'Wenn man über 60 ist, aufwacht und nichts weh tut, dann ist man tot.' Allein die Behandlung und Überwachung geringgradiger rheumatischer Erkrankungen kann für das Individuum sehr vorteilhaft sein, wenn ein anderer als der 'Hausarzt' zufällig in den Ablauf eingreifen muß - z.B. Vermeidung aufwendiger diagnostischer Verfahren zur Abklärung der Symptomatik.

Über den Sinn einer derartigen medizinischen Karte ist schon viel gesagt und geschrieben worden, daß es hier nicht wiederholt wird [6-9, 12, 21, 28-30, 34-36, 38, 44]. Man kann es ganz prägnant definieren: Aufgeklärte, chronisch Kranke werden eine derartige Karte haben wollen. Sie werden diese Karte auch selbst bezahlen, weil sie wissen, daß sie für die Versorgung wichtig ist. Die Kosten dürften in der Zukunft nicht höher liegen als die einer Tankfüllung.

2.3 Wird der Sektor 'Patientenkarten', insbesondere darunter 'Medizinische Karten', wirtschaftlich erfolgreich sein?

Patienten-Karten in der Form der KVK sind schon jetzt wirtschaftlich erfolgreich, wie im Spiegel zu lesen war [4]. Man sollte es kaum glauben, die KVK ist offensichtlich ein Geschäft - und zwar für die Nicht-Berechtigten. Natürlich ist es nun einfach zu sagen: 'Das war doch vorherzusehen'. Außerdem ist so ein Nachklapp alles andere als der Sache dienlich. Ob das mit der Aufnahme der Sicherheitsvorkehrungen in die Karte anstatt in den Kartenleser nicht hätte geschehen können, bleibt dahin gestellt. Zu ändern ist daran jedenfalls so schnell nichts mehr.

Die Verhinderung des Mißbrauchs ist dementsprechend kurzfristig nur noch über organisatorische Verfahren (zweiter Nachweis der Identität bei nicht persönlicher Bekanntheit) und langfristig über Aufnahme der zweiten Identität in die Karte (Bild) zu erreichen. Langfristig heißt hier 'einige Monate!'. Es ist anzuraten, die Aufnahme des Bildes auf die KVK noch für die zweite Hälfte der Kartenausgabe vorzusehen, auch wenn das sicher einen erheblichen organisatorischen Aufwand macht. Die Mißbrauchsverhinderung dürfte unter dem Strich billiger sein. Außerdem wird die Karte insgesamt wieder einen Teil z.Zt. noch sehr schlechten Rufs los.

Eine Einführung einer medizinischen Karte für chronisch Kranke wird sich nicht durchsetzen lassen, wenn die Patientin über die Sicherheit einer solchen Karte eine negative Meinung haben, weil schon die viel weniger sensitive KVK keinen Schutz gegen Mißbrauch liefert. Es kommt hierbei nicht auf die technische Wahrheit eines derartigen Eindrucks an, sondern nur auf die Meinung der Betroffenen an. Akzeptanz ist hauptsächlich eine Funktion der persönlichen Einstellung und des Komfort, übrigens trifft das auch für die KVK zu.

Bei einer ernsthaften Schätzung des Bedarfs von medizinischen Karten - die parallel zur KVK und anderen Versicherungs-Karten gehalten werden sollten oder sogar müssen - kommt man für die Bundesrepublik Deutschland etwa auf 30 Millionen Karten. Hinzu kommen etwa 100.000 Karten für die Ärzte, die mit diesen medizinischen Karten umgehen wollen. Diese Erstausstattung wird sich über viele Jahre erstrecken, so daß parallel zur Erstausstattung schon wieder Ersatzbedarf anfällt. Eine realistische Schätzung dürfte unter diesen Prämissen etwa bei 3-4 Millionen Karten pro Jahr liegen. Diese Größenordnung ist auf jeden Fall für die Industrie interessant.

Die Ausstattung mit Schreib-/Lese-Geräten ist ein ebenfalls für die Industrie reizvoller Umsatz. Im Laufe der Jahre wird man in rd. 80 % aller Praxen mit einem Gerät und in allen Krankenhäusern mit ca. drei Geräten rechnen können. Das ergibt eine vorsichtige Schätzung des Bedarfs von 70-80.000 Geräten.

Sekundäre, positive wirtschaftliche Folgen, durch z.B. Erstausstattung mit Computersystemen, Anschaffung neuer Software, Einstieg in die computerunterstützte Fortbildung zur Übernahme neuer Aufgaben im niedergelassenen Bereich (s. Krebsnachsorge [31, 33, 51, 67, 68]), Anschluß an Datenbanken (Literatur- und Faktendatenbanken) etc. sind kaum abschätzbar, aber sicher vorhanden.

2.4 Werden 'Medizinische Karten' einen Beitrag zur 'Neuen Medizin' leisten?

Im Sinne des oben Gesagten werden die Medizinischen Karten - wahrscheinlich in der Form der Hybrid-Karten - einen sehr großen Beitrag zur Einführung und Durchsetzung der 'Neuen Medizin' leisten. Patienten werden durch die Karte - die sie dann auch zu Hause an ihrem Fernsehgerät lesen können - im Bewußtsein ihrer informationellen Selbstbestimmung unterstützt und damit fast automatisch selbstbewußter und vor allem selbstverantwortlicher.

Das neue Gesundheitswesen im Spannungsfeld zwischen Individuum, Gesellschaft und Gesundheitswesen kann nur reussieren, wenn die drei so verschiedenen 'Partner' durch eine sehr gute Kommunikation und Information in die Lage versetzt werden, ihre z.T. sehr stark gegenläufigen Interessen und Bedürfnisse unter Beachtung der sozialen Komponenten und der Anerkennung des 'Verzichts' in Diskussionen zu einem für alle zu akzeptierenden Kompromiß zu bringen [20, 41].

Es muß dabei selbstverständlich vermieden werden, daß sich chronisch Kranke gezwungen fühlen, eine derartige Karte zu verlangen, weil sie befürchten müssen, ggf. nicht adäquat behandelt zu werden. Damit wäre das Argument der Freiwilligkeit hinfällig und die gesamte Problematik der Datenschutzgesetzgebung und der entsprechenden Auslegung käme zum Tragen. Die Unterstützung einer Einführung solcher medizinischer Karten kann nur durch Überzeugung der infrage kommenden Patienten geschehen, sie sollen die Einsicht gewinnen, daß ihre Betreuung und Versorgung mit der Karte besser läuft [73].

3. Ausblick

In 20 Jahren wird man sich genau so über die Schwierigkeiten der Einführung einer medizinischen Karte wundern, wie wir uns heute über die Schwierigkeiten bei der Einführung der Eisenbahn und des Automobils wundern. Die Karte wird dann zugleich als allgemeines Kommunikationsmedium dienen. Das Einschieben in ein wie immer geartetes Telefon stellt dann an jedem Ort automatisch zu jedem gewünschten Partner im Gesundheitswesen die Verbindung her. Dieser Vorgang ist heute schon Stand der Technik, er muß nur noch für das Gesundheitswesen entsprechend ausgebaut werden. Die jetzt noch angestrebten 'Gesundheitsnetze', für die in der EU 45 Milliarden ECU ausgegeben werden sollen [54], werden dann nicht mehr nötig sein [35].

Immer mehr wird sich die jetzt noch an vielen Orten 'zentral' gehaltene Patienten-Geschichte zu einer peripher gehaltenen 'zentralen' Patienten-Geschichte entwickeln. Die Pflegedokumentation, die sogenannte medizinische Dokumentation, die Patienten-dokumentation (die der Patient selbst macht), die Dokumentation aller anderen im Gesundheitswesen mit dem Patienten Beschäftigten werden zur Patienten-Geschichte auf einer Hybrid-Karte zusammengefaßt, die der Patient besitzt. Nur auf dieser Karte sind die Daten vollständig, aktuell und möglichst fehlerfrei enthalten [20, 38, 40]. Das sagt nichts darüber aus, daß nicht jeder Beteiligte, der es benötigt, auch einen Teil der Patientengeschichte in seiner Verantwortung auf einem dann gebräuchlichen Gerät gespeichert hat.

Das neue Gesundheitswesen wird sich überwiegend als 'Shared Care' abspielen (siehe auch Bild 3). Für diesen angelsächsischen Begriff hat sich noch keine deutsche Übersetzung durchsetzen können, es gibt auch noch keine gültige Definition, ein Vorschlag dafür soll hier gemacht werden.

Unter Shared Care, 'geteilte Versorgung',

versteht man die

> **fortlaufenden und koordinierenden Tätigkeiten**
>> **verschiedener Personen,**
>> **in verschiedenen Institutionen,**
>> **unter Einsatz verschiedener Methoden,**
>> **zu verschiedenen Zeiten,**

> **damit sich die Patienten**

in Anerkennung ihrer individuellen Bedürfnisse
> **in medizinischer,**
> **pflegerischer,**
> **psychologischer und**
> **sozialer Hinsicht**

optimal versorgt fühlen.

Das neue Gesundheitswesen als Shared Care bedeutet die Umsetzung der oben beschriebenen Verfahren in Organisations-, Kommunikations- und Dokumentationssysteme. Diese Systeme werden geordnet und strukturiert entwickelt werden müssen. Es wird noch viel Diskussionsarbeit zwischen allen Beteiligten - Patienten, medizinisches Personal, nichtmedizinisches Personal, Medizinische Informatiker, Gesundheitspolitiker, Ärzteverbände, Kassenverbände, Volkswirte, Kirchen, Gewerkschaften, Berufsgenossenschaften etc. - geben.

Patienten - zumindest die chronisch kranken Patienten - werden durch die Übernahme der Verantwortung über ihren Körper - die sie ja sowieso haben, ohne sich dessen bewußt zu sein - sehr viel mehr und besser in den Prozessen der Entscheidungsfindungen über Diagnostik, Therapie und Nachsorge mitwirken können. Sie werden einen sehr großen Teil der Vorbereitung zu diesen Entscheidungsfindungen sogar selbst gestalten. Dieses zukünftige System, das sich noch leicht utopisch anhört, wird dann sogar billiger sein, als das heutige. Die Berechnung dieser Aussage wird sich hoffentlich durch die dann allgemein eingeführte 'Volkswirtschaftliche Gesamtrechnung' leicht bewerkstelligen lassen. Die Anzeichen, daß sich parteien-übergreifende Aktionen in diese Richtung bewegen, sind nicht zu übersehen, die Medizinische Informatik muß hierbei unbedingt unterstützend eingreifen.

Literatur

[1] Anonymus: Alles nur Kleinigkeiten? - Krankenhauserlebnisse eines/r reflektierenden Patienten/in. Praxis Medizinischer Dokumentation 8 (1988) 62-63/65

[2] Anonymus: Gesetz zur Sicherung und Strukturverbesserung der gesetzlichen Krankenversicherung (Gesundheitsstrukturgesetz), Bundesgesetzblatt H. 59 (1992) 2266-2334

[3] Anonymus: GRG/GSG Handbuch, Altötting: KKF-Verlag, 1993

[4] Anonymus: Hopping und Shopping - Wie Betrüger die neuen Chipkarten der Krankenkassen nutzen. Der Spiegel H. 27 (1994) 74

[5] Anonymus: Nach der Chipkarte kommt die Patientenkarte in den Test. Ärzte Zeitung H.10/21.1.94 (1994) 21

[6] Berube, J.; Fortin, J.-P.; Lavoie, G.; Boudreau, C.: The Quebec Microprocessor Patient Card Project. In: Köhler, C.O. (ed.): Cards, Databases and Medical Communication. Fourth Global Congress on Patient Cards and Computerization of Health Records, Berlin, Newton, Mass.: Medical Records Institute, 1992. 115-115iii

[7] Berube, J.; Fortin, J.-P.; Lavoie, G.; Comeau, M.; Papillon, M.-J.: Launching the Quebec Project Smart Card: Progress Report. In: Waegemann, C.P.(ed.): Patient Care with Computers and Cards - Fifth Global Congress on Patient Cards and Computerization of Health Records, Newton, Mass., USA: Medical Records Institute, 1993. 89-90

[8] Birkmayer, G.D.: Improving Healthcare with Smart Cards. In: Waegemann, C.P. (ed.): Toward an Electronic Patient Record '93 - Ninth Annual International Symposium on the Computerization of Medical Records and North American Conference on Patient Cards, Newton, Mass., USA: Medical Records Institute, 1993, 179-181

[9] Brenner, G.: Start in die Zukunft? - Die medizinische Patientenkarte. PraxisComputer H. 4 (1994) 3-6

[10] Brenner, G.; Koch, H.; Sembritzki, J.: Die Krankenversichertenkarte - erste Erfahrungen beim Einsatz, BVMI INFO 10H.22 (1993) 10-16

[11] Callen, R.; Haddock, R.: OMC Standards Completed - An Overview. In:Anonymus (ed): Building Foundations for Innovation - CardTech - SecurTech '94, Arlington, Va.: 1994, 311-320

[12] Cohn, S.C.: Universal Medical Card System. In: Waegemann, C.P.(ed.): Toward an Electronic Patient Record '93 - Ninth Annual International Symposium on the Computerization of Medical Records and North American Conference on Patient Cards, Newton, Mass., USA: Medical Records Institute, 1993. 186-188

[13] de Moor, G.: Standardizations in European Health Informatics. Health Informatics Europe 1 H.3: (1993) 8-11

[14] de Moor, G.: Current Standing of the Standardization in Medical Informatics in Europe. In: Wagemann, C.P. (ed.): Towards an Electronic Patient Record - Six global Congress on Patient Cards, Newton, Mass.: Medical Records Institute, 1994

[15] de Moor, G.: Standardization in Medical Informatics. In: van Bemmel, J. H.: Mc Cray, A.T. (ed.): Yearbook of Medical Informatics - Sharing Knowledge an Information, Stuttgart u.a.: Schattauer, 1993, 61-66

[16] Debold,P.: Die Krankenversichertenkarte. In: Schaefer, O.P. (ed.): Praxis und Computer, Berlin u.a.:Springer,1993

[17] Dethloff, J.: Smart Card - Quo vadis? GMD-Spiegel H.1 (1992) 25-28

[18] Dreher, A.: Shared Care in Europa. Diplomarbeit, Fachbereich Medizinische Informatik, Universität Heidelberg / Fachhochschule Heilbronn, 1993

[19] Ellsässer, K.-H.: Entwicklung und Arten maschinenlesbarer Karten. MI-Zeitung 16 H. 30 (1994) 16-21

[20] Ellsässer, K.-H.; Köhler, C.O.: Shared Care: Konzept einer verteilten Pflege - Kurz- und langfristige Perspektiven in Europa. Informatik, Biometrie und Epidemiologie in Medizin und Biologie 24 H. 4 (1993) 188-198

[21] Ellsässer, K.-H.; Köhler, C.O.: Chancen und Risiken des Einsatzes von Patientenkarten. PMD 14 (1994) 47-50

[22] Ellsässer, K.-H.; Köhler, C.O.: Smart Card als Patientenkarte. In:Köhler, C.O. (ed.): Medizinische Dokumentation und Information - Handbuch für Klinik und Praxis, Landsberg: ecomed,1994. III-17.1/1-35

[23] Hägele,M.: Patienten-Informationssystem. Diplomarbeit, Universität Heidelberg, 1994

[24] Hassig, J.: Health Security Card: Missing Link? or Political Gimmick? healthcare informatics 10 H. 12(1993) 48-54

[25] Egenbarth, M.: Work Items zur Chipkarten Standardisierung. GMD-Spiegel H.1(1992) 41-48

[26] Hubbard, G.: Current Microprozessor Smart Card Systems in Health Care Worldwide. In: Waegemann, C. P. (ed.): Toward an Electronic Patient Record '93- Ninth Annual International Symposium on the Computerization of Medical Record and North American Conference on Patient Cards, Newton, Mass., USA: Medical Records Institute (1993) 197-200

[27] Kegel, R.: Die Pharma-Industrie und ihr künftiges Zusammenwirken mit dem Patienten und Versicherten; Pharm-Ind.55 (1993) 713-716

[28] Kluge, E.-H.W.: Advanced Patient Cards - Ethical Considerations touching Medical Information Space. In: Köhler, C.O. (ed.): Cards, Databases and Medical Communication. Fourth Global Congress on Patient Cards and Computerization of Health Records, Berlin, Newton, Mass.: Medical Records Institute (1992) 56-56xv

[29] Köhler, C.O.: Medical Documentation and Patient Cards. In: Waegemann, P. (ed.): Third Global Conference on Patient Cards, Proceedings, Newton, MA, USA: The Medical Records Institute (1991) 382-388

[30] Köhler, C.O.: Memorandum - Einsatz maschinenlesbarer Karten im Gesundheitswesen, DKFZ (1991)

[31] Köhler, C.O.: Advantages of Using Smart Cards in Medicine and Cancer After Care. In: Waegemann, P.(ed.): Eight Annual International Symposium on Computerization of Medical Records, New Orleans, Newton, Mass., USA: Medical Records Institute (1992) 199-203

[32] Köhler, C.O.: Einsatz der Smart Card im Gesundheitswesen In: Brinkmann, F.; Brinkmann, P.; Mathiowetz, T., et al.(ed.): Tagungsband der 12. MI-Arbeitstagung der Absolventen des Studiengangs Medizinische Informatik, Stuttgart: Eigenverlag, (1992) 21-28

[33] Köhler, C.O.: Einsatz der Smart Card in der Krebsnachsorge. Der GMD-Spiegel H.1 (1992) 71-73

[34] Köhler, C.O.: How Patient Cards can improve the Quality of Health Care. In: Köhler, C.O. (ed.): Cards, Databases and Medical Communication. Fourth Global Newton, Mass., USA: Medical Records Institute (1992) 119-119i

[35] Köhler, C.O.: Perspektiven der Chip-Karte im Gesundheitswesen Europas. PMD 12 Sonderheft (1992) 25-28

[36] Köhler, C.O.: Smart Card in Health Care. In: Köhler, C.O. (ed.): Cards, Databases and Medical Communication, Fourth Congress on Patient Cards and Computerization of Helath Records, Newton, Mass., USA: Medical Records Institute (1992) 30-30vii

[37] Köhler, C.O.: Einsatz von Karten im Gesundheitswesen - Eine Übersicht. In: Pöppl, S.J.; Lipinski, H.-G.; Mansky, T. (ed.): Medzinische Informatik - Ein integrierender Teil arztunterstützender Technologien, München: MMV (1993) 261-265

[38] Köhler, C.O.: Medizinische Dokumentation auf der Chipkarte - Eine neue Dimension. Quintessenz 1 H.6 (1993) 627-634

[39] Köhler, C.O.: Chancen und Risiken des Einsatzes von Patientenkarten. In:inTime (ed.): Multicard '94 - Kongreßdokumentation, Berlin: inTime, 1994, 321-331

[40] Köhler, C.O.: Die Bedeutung der Medizinischen Dokumentation in der zukünftigen Medizin (Teil I und II) PMD 14 1994) 27-28, 44-46

[41] Köhler, C.O.; Braun,I.; Dreher,A.; Ellsässer,K.-H.; Hägele,M.; Hertwig,U.; et al.: Patients, Shared Care, Documentation, Communication and Classification in Oncology in Europe in the next century. Heidelberg, Deutsches Krebsforschungszentrum, Medizinische und Biologische Informatik, Deliverable for DILEMMA, AIM Project 2005, 1994

[42] Köhler, C.O.; Schaefer,O.P.; (ed.): Computer in der Arztpraxis. Landsberg: ecomed, 1991

[43] Köhler, C.O.; Zwick, R.; Hoffmann, U. (ed.) Economy in Health Care - 6th European Conference on Health Records. Landsberg: ecomed, 1986

[44] Liaw, S.T.: What South Australien GPs think about smart cards. The Medical Journal of Australia 159 (1993) 285

[45] Lindermann, J.: Das Bananenprinzip. PraxisComputer 9 H.5 (1993) 56-58

[46] Lindig, G.: Chipkartenerfahrungen aus Weimar. PraxisComputer 9 H.6 (1993) 64

[47] Maes, P.: Smart Cards - Applications, Problems, Perspectives. In: inTime (ed.): Multicard '94 Kongreßdokumentation,Berlin: inTime (1994) 22-30

[48] McDonald, M.: Where are the factors of too much expenditures in Health care in USA. Wired Magazine (1994)

[49] Möhr, J.R.; McDaniel, J.G.; Lezotte, D.; Müller, H.A.: Comprehensive Health Records Bases on Networked Computers and Advanced Card Technology. In: Köhler, C.O. (ed.): Cards, Databases and Medical Communication. Fourth Global Congress on Patient Cards and Computerization. Fourth Global Congress an Patient Cards and Computerization of Health Records, Berlin, Newton, Mass.,USA: Medical Records Institute (1992) 21-21viii

[50] Monod, E.: Health Care Card Systems: Study Case on the Multi-functional Smart 'Carte Santé' In: Anonymus (ed.): Building Foundations for Innovation - Card-Tech - SecurTech '94, Arlingten, Va.: (1994) 583-589

[51] Nkobi, J.: Design und Realisation einer Chipkarten (Smart Card) Anwendung für die onkologische Nachsorge. Diplomarbeit, Fachbereich Medizinische Informatik, Universität Heidelberg/Fachhochschule Heilbronn, 1994

[52] Pielorz, A.: Patientenkarte: Aus für den Krankenschein? à`la Carte Journal H. 2 (1992) 10-16

[53] Pielorz, A.: Patientenkarte: Geburtswehen. à la Carte aktuell H.18 (1992) 6-10

[54] Rossing, N.: Die Förderung der Telemedizin durch die EG (im Rahmen des Telematik-Programms). In Telemedizin Symposiums der Telekom. Vortrag 9, 1.3.93, Bonn: Telekom, 1993

[55] Schaefer,O.P.: Versichertenausweis: Kristallisationspunkt künftiger Kommunikationsstrukturen.Deutsches Ärzteblatt H.11(1991)4200

[56] Schaefer,O.P.: Die Krankenversichertenkarte - Privileg der Gesetzlichen Krankenversicherung? Versicherungsmedizin H.8(1992)105

[57] Schaefer, O.P.: Germany to Use IC Cards for Sozial Insurance. Smart Cards Monthly H.8 (1992) 6-7

[58] Schaefer, O.P.: Die Krankenversichertenkarte - Vertragstext. In: Schaefer, O.P.: (ed.) Praxis und Computer, 1993, Sektion 03/05/1-24

[59] Schaefer, O.P.: Die Versichertenkarte - Auftakt zu neuen Kommunikationsstrukturen im Gesundheitswesen. Datenschutz und Datensicherung H.12 (1993) 685-688

[60] Schaefer, O.P.: Die Versichertenkarte - Wegbereiter für bereichsübergreifende Kommunikation und Information. BVMI INFO 10 H.22 (1993) 3-9

[61] Schaefer,O.P.: Nützliches Medium der Gesundheitsversorgung. PraxisComputer 9 H.4 (1933) 4-9

[62] Sljivljak, N.: Patienten-Informationssystem. Diplomarbeit, Universität Heidelberg, 1994

[63] Steck, M.: Protokoll Eurocards-Workshop. Marburg, Uni Marburg, Institut für Me- ' dizinische Informatik, 1994

[64] Struif, B.: Perspektiven der Chip Operating System-Entwicklung. In: Struif,B. (ed.):Smart Card Workshop, Darmstadt: Gesellschaft für Mathematik und Datenverarbeitung (GMD), 1991, 28-34

[65] Struif, B.: Das Smart Card Anwendungspaket STARCOS. GMD-Spiegel H.1 (1992) 28-34

[66] Struif, B.: Das elektronische Rezept mit Datenschutz. à la Card Aktuell H.9 (1993) 21-28

[67] Tege, B.: Advantages of Patient Card in Cancer Treatment and Control. In: Waegemann,P. (ed.): Third Global Conference on Patient Cards, Barcelona 1991, Newton, Mass., USA: Medical Record Institute (1991) 382-388

[68] Smart Card als Kommunikationsmittel in der onkologischen Nachsorge - Ein Pilotprojekt. Diplomarbeit, Fachbereich Medizinische Informatik, Universität Heidelberg/Fachhochschule Heilbronn, 1992

[69] Wawersik, J.: Persönliche Mitteilung. Heidelberg 1975

[70] Weed, L.L.: Medical records, Medical Education and Patient Care - The Problem-Oriented Records as a Basic Tool. Chicago, USA:The Press of Case Western Reserve University, 1970

[71] Weed, L.L.: Pers. Mitteilung: Ownership medical record. Nato Workshop, Amsterdam: 1976

[72] Weed, L.L.: Das problemorientierte Krankenblatt. Stuttgart: Schattauer, 1978

[73] Wellbrock, R.: Chancen und Risiken des Einsatzes maschinenlesbarer Patientenkarten. Datenschutz und Datensicherung H.2 (1994) 70-74

[74] Ziegler, W.J.: Informationelle Selbstbestimmung mit SANACARD. Facharztpraxis H.2 (1991) 13-14

Datensicherheitsprobleme und -lösungen in offenen medizinischen Informationssystemen

Bernd Blobel

Zusammenfassung

Probleme der Datensicherheit bei medizinischen Informationen sind zum einen legaler Art. Dazu gehören verfassungsrechtliche ebenso wie straf- und datenschutzrechtliche, berufsständische und auch sozialrechtliche Fragen. Zum anderen kommt der organisatorischen sowie der technisch-technologischen Beherrschung der Datensicherheit in der Medizin eine besondere Bedeutung zu. Der folgende Beitrag versucht auf der Grundlage praktischer Erfahrungen, in komprimierter Form Schritte zur Gewährleistung der Datensicherheit in offenen medizinischen Informationssystemen zu beschreiben.

1. Legale Probleme der Sicherheit von Gesundheitsinformationen

Legale Probleme beim Umgang mit persönlichen und insbesondere mit medizinischen Daten hinsichtlich der Dateninhalte, der Datenqualität, des Zugriffs, der Steuerung sowie der Eigentumsverhältnisse bestehen nicht nur bei der elektronischen Informationsverarbeitung. Mit den sich ständig entwickelnden Möglichkeiten der gezielten Beschaffung von Informationen über Recherchen, automatisierten Datenabgleich etc. und dem Manipulationspotential elektronisch gespeicherter Informationen wächst jedoch die Relevanz der Datensicherheit im Kontext der Etablierung von Informatikanwendungen. Dabei müssen die legalen Probleme der Gesundheitsinformation generell unter der Berücksichtigung privater wie öffentlicher Interessen gelöst werden. Das private Interesse betrifft das Recht auf informationelle Selbstbestimmung für Patient und Arzt, das Vertrauensverhältnis zwischen Arzt und Patienten aber auch den Informationsbedarf des Behandelnden. Zu den öffentlichen Interessen zählen beispielsweise die politischen und wirtschaftlichen Bestrebungen nach Leistungsbezogenenheit bei Leistungstransparenz, Effizienzsteigerung, Organisationsoptimierung (Verzahnung der unterschiedlichen Versorgungsstrukturen) und der interinstitutionellen Qualitätssicherung ebenso wie Fragen des betrieblichen Controllings, der internen Qualitätssicherung, der Forschung und der Aus- und Weiterbildung. Wo irgend möglich, sind medizinische Daten über Patienten zu anonymisieren. Allgemeine Aussagen zum Umgang mit personenbezogenen Informationen sind in den „Fair Information Principles" enthalten [4, 19]. In Bezug auf die Gesundheitsinformation fordern diese Prinzipien

(1) die Offenheit/Öffentlichkeit der Prozesse,

(2) die Begrenzung der Datensammlung,

(3) die Begrenzung der Offenbarung,

(4) die Begrenzung der Nutzung,

(5) die Gewährleistung der Sicherheit,

(6) die Zugriffskontrolle.

Als erschwerend in der Diskussion von Datensicherheit und Datenschutz wirkt die diffizile Rollenverteilung bei den informationellen Prozessen in der Medizin. Diese Rollenverteilung ist mit einer unterschiedlichen Distanz zum Ursprung der Information verbunden, definiert Rechte und Pflichten und begründet Eigentumsverhältnisse an Informationen. Ein besonderer Bereich ist die Notfallmedizin mit ihrem zunächst anonymen Arzt-Patienten-Verhältnis, was in Sicherheitskonzepten entsprechend berücksichtigt werden muß.

Yamamoto et al. [25] unterscheiden hinsichtlich der Stellung zur Information

• den Urheber der Information, der die Information hervorbringt (z.B. der Patient),

• den Produzenten der Information, der die Information zum Zwecke der medizinischen Betreuung des Patienten durch Formalisierung aus der Realität ableitet (z.B. der behandelnde Arzt, die Schwester, ...),

• den Verwalter der Information, der die Informationen für seine beruflichen Aufgaben handhabt (z.B. der Apotheker)

mit dedizierten, hier nicht weiter aufgeführten Rechten und Pflichten.

In herkömmlichen Strukturen sowie bei Anwendung der „klassischen" Technologien ist der Produzent zugleich Eigentümer der Information. So mancher würde das bezüglich der Krankenakte im Krankenhaus sicher akzeptieren. Hierbei wird das Medium der Information im ontologischen Status der Information gleichgesetzt und aus dem Besitz des Mediums der Information der Anspruch auf den Besitz der Information abgeleitet. Mit der radikalen Durchdringung der Medizin mit Informationsverarbeitung bis hin zur Schaffung einer regionalen elektronischen Krankenakte in den USA sowie im Lichte des EG-aktuellen Versuchs der „Internationalisierung" von Rechtsauffassungen [11, 12, 13] stellt sich die Frage jedoch gar nicht simpel dar.

Die ethischen Fragen der Gesundheitsinformation wurden z. B. von *Kluge* [19] untersucht. Danach wird die Information in umfassenden Informationssystemen bzw. in Systemen der rechnergestützten Entscheidungsfindung funktionell unabhängig vom Patienten. Das Informationspaket über den Patienten wird für Entscheidungszwecke zum gnostischen Analogon des Patienten. Folglich bekommt die Information einen **status personae**. Dieser Umstand macht es erforderlich, die ethischen Prinzipien für das Subjekt auch auf das Objekt, d.h. auf das Analogon auszudehnen und die Information mit „Persönlichkeitsrechten" auszustatten. Solche ethischen Prinzipien sind z.B.

- die Autonomie und Respektierung der Person,

- der Ausschluß der Unmöglichkeit der Realisierung des Rechts,

- der Ausschluß relevanter Unterschiede zwischen Recht und Realisierbarkeit,

- die Verpflichtung zur bestmöglichen Aktion,

- die Sicherung von Prioritätenfolgen (logisch, natürlich, freiwillig),

- das Prinzip der Gleichheit und Rechtmäßigkeit.

Diese Prinzipien sind beim Design sicherer offener medizinischer Informationssysteme schrittweise zu verwirklichen.

Mit Einführung der Patienten-Chipkarte für die vollständige Krankengeschichte [9, 23] (beginnt auf freiwilliger Grundlage für bestimmte Patientengruppen bereits Realität zu werden) wird der Urheber der Information auch der rechtmäßige Besitzer der Information sein (siehe u.a. *Köhler* [20] sowie *Ellsässer und Köhler* [15]). In der gegenwärtig erprobten Weise (Notfallpaß, krankheitsgruppenbezogene Akte) ist diese Lösung eine sehr gute Ergänzung des technologischen Spektrums mit großer Zukunft. In total ausgebauter Form als vollständige Krankenakte mit Zugriffsfilterung durch den Patienten stellt die Patienten-Chipkarte aber sehr hohe Anforderungen an die (auch medizinische) Mündigkeit der Patienten.

Eine ausgezeichnete Übersicht zu Stand und Perspektiven der Sicherheit von Gesundheitsinformationen findet sich bei *Bakker* [2].

2. Probleme der Datensicherheit und des Datenschutzes in medizinischen Informationssystemen

Die Forderung nach Sicherheit eines medizinischen Informationssystems entspringt zum einen der Forderung nach Systemsicherheit in Abhängigkeit von der Relevanz sowie dem Schutzanspruch der Daten, zum anderen der Entsprechung gesetzlicher sowie analoger Bestimmungen. Die Systemsicherheit betrifft dabei die Verfügbarkeit, die Integrität sowie die Vertraulichkeit des Systems. Vertrauen ist die wesentliche Grundlage des Behandlungsprozesses. Sie ermöglicht die erforderliche Offenbarung des Patienten gegenüber dem behandelnden Arzt.

Zu den rechtlichen Grundlagen der Informationssammlung, -speicherung und -verarbeitung in Gesundheitseinrichtungen und insbesondere im Krankenhaus in Deutschland siehe [24, 1]. Wertungs- und Entscheidungskriterium ist stets die Zweckbestimmung, Zweckbindung und Erforderlichkeit der Kommunikation als unerläßlicher Behandlungsbestandteil und damit Behandlungsvertragsbezug.

Der Produzent der Informationen trägt die Verantwortung für die Daten. Die Speicherung erfolgt am Ort der Entstehung bzw. vorherrschenden Nutzung der Informationen.

Im Rahmen der Arzt-Patient-Beziehung geht die Verantwortung für die gespeicherten Daten, deren Eigentümer der Patient bleibt, auf den behandelnden Arzt über. Da die Berechtigung zur Sammlung, Speicherung und Verwendung der medizinischen Patientendaten [2] ausdrücklich an die Behandlung geknüpft ist, entsteht eine Zeit- und Prozeßabhängigkeit der funktionellen und Zugriffsrechte des Arztes. Dieses Prozedere muß kontrollfähig sein. Das Datensicherheitsmodell ist in hohem Grade dynamisch in Abhängigkeit von den funktionell-strukturellen Bedingungen und den jeweiligen Daten-

---

[2] Die ursprüngliche Trennung zwischen administrativen und medizinischen Daten verschwindet durch das GSG, z.B. §301 SGB V, zunehmend. Hier ist die Politik zur Minderung von Interessenkonflikten gefordert.

(Patienten-)Realisierungen. Allein aus diesem Grunde ist ein Zeit- und Anwenderbezug aller Aktivitäten (Anlegen, Schreiben, Lesen, Updaten, Löschen) unerläßlich (Time Stamp, Identification, Authentication). Es sei besonders auf die Unterscheidung zwischen Verantwortlichkeit im Sinne der Rechenschaftspflicht und Verantwortlichkeit im juristischen Sinne hingewiesen. Dieser Unterschied wirkt sich u.a. auf die Relationen zwischen Rechten, Strukturen und Funktionen aus.

3. Identifikation von Anwenderanforderungen

Die Erhöhung der Qualität und Effizienz der medizinischen Versorgung bei Beherrschung der Kosten erfordert,

* den Patienten und mit ihm das medizinische Leistungsgeschehen in den Mittelpunkt der informationellen, politisch-sozialen und managementorientierten Betrachtung des Gesundheits- und Sozialwesens zu stellen,

* die Prozesse durchgängig, vollständig, orts- und zeitnah, d.h. prozeßintegriert abzubilden,

* das Geschehen aus medizinischer und ökonomischer Sicht ständig zu optimieren (medizinisches, betriebs- und volkswirtschaftliches Controlling, Sicherung und Verbesserung der Qualität),

* der politischen und wirtschaftlichen Entwicklung hin zur wachsenden Flexibilität und Mobilität sowie zur Internationalisierung auch im Gesundheits- und Sozialwesen Rechnung zu tragen,

* im Betreuungsprozeß die jeweils effizienteste Methodik und Organisation einzusetzen (Verzahnung stationärer und ambulanter Versorgung, intra- und interinstitutionelle Kommunikation, Koordination und Kooperation bis hin zum internationalen Zusammenwirken, ...) und seine Arbeitsteiligkeit zu entwickeln,

* die bestmögliche Akzeptanz bei den Nutzern zu gewährleisten.

Diese Zielstellungen sind nur durch offene, verteilte und kooperierende Systeme zu realisieren. Dabei sind die Fragen der Systemintegration und die Beherrschung des Handlings unter Gewährleistung von Datensicherheit und Datenschutz zu lösen.

4. Offene Systeme

Offene Systeme im hier verwendeten Sinne sind modulare Anwendungen, die unter system-technischen, strukturell-organisatorischen, funktionellen, regionalen und datenschutzrechtlichen Aspekten gegliedert sind und eine Kommunikation untereinander realisieren. Sie müssen dazu die Merkmale offener Strukturen bezüglich Hardware und Software erfüllen, wie Modularität/Skalierbarkeit, Portabilität und Interoperabilität. Diese Forderungen sind mit kommerziellen Systemen auch heute nur bedingt erfüllbar. Dennoch sollten sich die Entwicklungen moderner Krankenhausinformationssysteme (KIS) an diesen Grundsätzen orientieren und sie schrittweise umsetzen, wie es am Beispiel des Magdeburger Universitätsklinikum demonstriert wird. Zu KIS-Architektur-Prinzipien sowie für weitere, auch kritische Informationen siehe u.a. [3, 6].

5. Modellierung

Informationen sind Formalisierungen realer bzw. modellierter Zustände und Prozesse. Informationen sind wie die zugrunde liegenden Prozesse zweck- und zielorientiert. Das sollte beim Design von Informationssystemen unbedingt beachtet werden. Wie beim Prozeß muß man folglich auch bei der Information fragen: Wann? Wo? Durch wen? Für wen? Wofür? Notwendig und/oder hinreichend? Man muß die minimalen und erweiterte Informationsinhalte definieren.

Wie bei der Beschreibung der Triebkräfte für die aktuelle und künftige Entwicklung medizinischer Informationssysteme ausgeführt, formuliert das Gesundheitsstrukturgesetz (GSG) höhere und zum Teil neuartige Forderungen an die Meisterung der informationellen Prozesse in den arbeitsteilig organisierten Strukturen des Gesundheits- und Sozialwesens.

Um die realen Prozesse zu verstehen und sie in einem Informationssystem optimal abbilden zu können, ist eine Prozeßmodellierung unerläßlich. Ein derartiges objektorientiertes Informations- bzw. Prozeßmodell war 1991 auch die Grundlage für die Magdeburger Entwicklungen [7].

Die Prozeßmodellierung ist erforderlich

- zur optimalen Darstellung der koordinativen und kooperativen Wirkungen der informationellen Prozesse (analytische Funktion),

- zur geeigneten Beschreibung der Transaktionen und Systemzustände (deskriptive Funktion) und

- zur Optimierung der Transaktionen und Systemzustände auf der Basis der Modelle (Controlling-Funktion).

Das Prozeßmodell muß im Zuge der Systementwicklung und insbesondere der Implementierung schrittweise verfeinert werden. Die Prozesse, d.h. die Ausgangszustände, die Transaktionen und die Endzustände sind determiniert durch

- die organisatorisch-strukturellen Bedingungen, unter denen sie ablaufen (Organisationsmodell),

- die Funktionen, die durch die Prozesse realisiert werden sollen (Funktionsmodell),

- die Daten, auf die die Funktionen angewendet werden sollen und die die organisatorische Struktur widerspiegeln (Datenmodell) und

- die Anforderungen an die Subjekte (Individuen, Prozesse), um Datensicherheit und Datenschutz für die Objekte (Daten, Prozesse) zu gewährleisten (Datensicherheitsmodell).

Eingriffe in ein Teilmodell beeinflussen die anderen Teilmodelle sowie das Gesamtmodell. Deshalb ist eine separate oder gar nachträgliche Behandlung der Sicherheitsaspekte problematisch und für Neuentwicklungen zu vermeiden.

Die Modellierung ist bei der Entwicklung neuer Systeme, bei der Entwicklung neuer Teilsysteme, bei der Veränderung sowie bei der Parametrisierung vorhandener Teilsysteme sowie zur Sicherung eines optimalen Systembetriebes - also stets - erforderlich.

Verschiedene Systemarchitekturen bedingen auch unterschiedliche Lösungen zur Gewährleistung der Datensicherheit. Die Anforderungen resultieren aus dem Gegenstand, aber auch aus den Bedingungen der Gesundheitsinformation. Diese Bedingungen sind u.a. in der zeitlichen, örtlichen und funktionellen Verteilung der Informationsverarbeitung begründet.

Allgemein üblich ist der Ansatz der Realisierung eines bedingt aufgaben- und struktur-
adäquaten Datenschutzes über einem vorhandenen oder bestenfalls geplanten, jedoch
fertig designten Informationssystem. Im Gegensatz dazu wird in unserem Ansatz des
Designs von offenen medizinischen Informationssystemen die Beschreibung der Daten-
sicherheitsanforderungen und ihrer Lösungen als Teil der komplexen Systemmodellierung betrachtet. Für einen modernen Modellierungsansatz für offene Informationssysteme muß man, wie in Magdeburg 1991/92 realisiert, von einem objektorientierten Modell
ausgehen, bei dem die datensicherheitsrelevanten Eigenschaften und Methoden, wie z.B.
dynamische und statische Zugriffssteuerungsmechanismen, in der Objekttypdefinition
enthalten sind, gekapselt und vererbt werden können. Weiterhin fordert unser Integrati-
onskonzept, Struktur und Eigenschaften der Objekte sowie der auf sie angewandten
Methoden durch die zugrunde liegenden Systeme und nicht durch die Applikationen zu
sichern. D.h., das Datenbanksystem als Entwicklungsumgebung hat auch die Verfahren
zur Gewährleistung der Datensicherheit zu realisieren, was in vielen Fragen
(Verschlüsselung von Datenbankinhalten, satzweise Zugriffssteuerung (Szenario), verschlüsselte Kommunikation im Dialogbetrieb, ausreichende Performance) von verfügbaren Systemen noch nicht oder erst in den Anfängen geleistet werden kann.

In der oben diskutierten Weise trägt der Produzent der Information Verantwortung für
die erhobenen, gespeicherten und zu verarbeitenden Daten. Funktionelle und Zugriffsrechte resultieren zum einen aus der Relation Organisation/Struktur und Funktion und
betreffen die eher statischen Bedingungen einer aufgabenbezogenen, hierarchisch organisierten Gliederung einer Gesundheitseinrichtung („Mandatory Access"). Sie realisiert
die Verantwortlichkeit im juristischen Sinne und definiert gestaffelte Rechte differenziert
nach dem Anwendungsbetreuer, dem allgemein Verantwortlichen (Chef), dem ärztlichen Personal und dem pflegerischen Personal. Zum anderen bestimmt die konkrete
Versorgungsaktivität (die aktuelle Rolle) funktionelle und Zugriffsrechte einzelner Personen und zeitweiliger Gruppen („Discretionary Access"). Diese gestalten sich dynamisch und differenzieren nach primär Behandelndem, Mitbehandelndem, Konsiliarlei-
stungen etc. Die beiden Steuerungsmechanismen bilden Relationen. Durch den Behand-
lungsbezug besteht auch ein Zeitbezug in Form einer zeitlichen Limitierung der Rechte.
Im Rahmen eines neuen Falles zu einem späteren Zeitpunkt dürfen die Daten nur im
direkten Behandlungskontext (Folgeerkrankung, gleiches Organ, ...) abgerufen werden,
es sei denn, die organisatorisch strukturellen Bedingungen begründen eine andere Verfahrensweise, z.B. für den Hausarzt. Bild 1 stellt die beschriebenen Verhältnisse in ver-

einfachter Weise dar. Das Rechtemanagement ist über die entsprechenden Methoden (Regeln, Referenzen, etc.) realisierbar. In kleinen Systemen kann es auch über statische und dynamische Steuerungsmatrizen umgesetzt werden. Das Rechtemanagement darf generell nur von dem Datenverantwortlichen vorgenommen werden. Insbesondere gilt dies für die dynamische Rechtesteuerung. Rechte dürfen nur gegeben und nicht genommen werden. Dieses Vorgehen entspricht dem Prinzip der logischen Überweisung. Dabei erfolgt das Rechtemanagement in differenzierter Form. So darf z.B. stets nur der Produzent in seinen Daten schreiben.

Neben der Abhängigkeit des Rechtemanagementes von Struktur und Funktion existieren noch wichtige Relationen zu den Gesundheitsdaten. Wir unterscheiden einerseits administrative und medizinische Daten. Durch die geforderte Leistungstransparenz laut Gesundheitsstrukturgesetz enthalten abrechnungsrelevante Daten zunehmend auch patientenbezogene medizinische Informationen, die dem Verwaltungspersonal und sogar externen Strukturen, wie z.B. den Kostenträgern zugänglich gemacht werden müssen. Für medizinische Daten gilt generell ein restriktiveres Rechtemanagement.

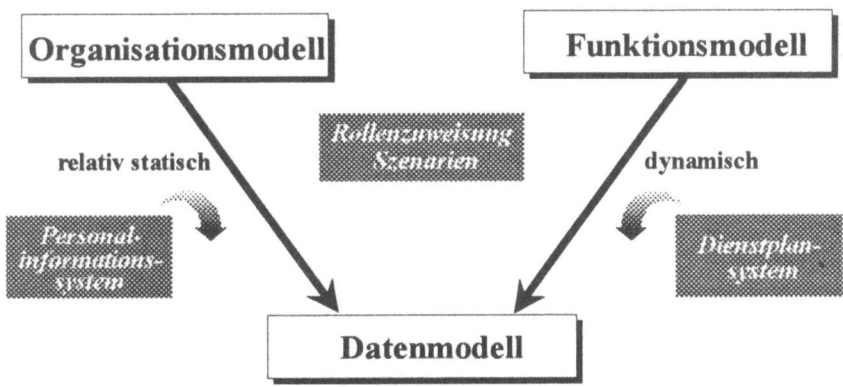

Bild 1: Zugriffssteuerung in medizinischen Informationssystemen

Die medizinischen Daten sind zudem in ihrer Validität zu wichten. Eine solche Verfahrensweise ist mittels verbaler Ergänzungen als auch über entsprechende Beurteilungspa-
rameter in Klassifikationssystemen (z.B. TNM Certainty Factor) zu bewerkstelligen.
Neben den zu kommunizierenden Daten gibt es auch nicht zu kommunizierende Informationen (z.B. nicht manifeste Daten, Aufzeichnungen). Da zur Sicherung von Integrität und Konsistenz alle Daten nur einmal im System gehalten werden sollten oder im
Falle des anschließend erläuterten „Interfacings" mittels eines Kommunikationsservers
upgedatet werden müssen, andererseits die Informationsverarbeitung neben der Kommunikation auch die individuelle Arbeit unterstützen soll, müssen die nicht zu kommunizierenden Informationen einer besonderen Rechterestriktion unterliegen. *Hortmann*,
der sich unabhängig von dem von uns bearbeiteten Gebiet des KIS-Designs und der
komplexen Systemmodellierung mit Sicherheitsmodellen befaßt, unterscheidet zwischen
objektiven und subjektiven Daten. Für weitere Informationen siehe [17].

6. Design offener medizinischer Informationssysteme

Wie gezeigt, gehört in den Problemkreis der administrativen Sicherheit [22] auch - und
das realisiert sich harmonisch aus dem integrierten Modellansatz - das generelle Infor-
mationssystemdesign und umgekehrt. So haben die Entscheidungen für ein Zentralrech-
nerkonzept bzw. für optimierte, mehrstufige Client-Server-Architekturen, für propriotäre
oder offene Systemwelten nicht nur Auswirkungen auf Möglichkeiten, Kosten und Performance im Zuge der Informationsverarbeitung, sondern auch auf Struktur und Lösungen der Datensicherheit. Bild 2 zeigt die Grundstruktur des Magdebuger KIS.

Das System ist charakterisiert durch dezentrale Datenbank- und Applikationsserver, auf
denen in Verantwortung der die Daten erhebenden bzw. vorrangig nutzenden Bereiche
die Daten gehalten werden, auf die mittels (künftig) multimedialer Clients - es werden
ausschließlich leistungsstarke PC's eingesetzt - zugegriffen werden kann. Ein ausgebautes Management ermöglicht die Kommunikation bzw. Kooperation, wobei in Zusammenarbeit mit Gießen auch das Problem semantischer Relationen über sogenannte Medical Data Dictionary angegangen wird. Bereits in der Topologie des für die Kommunikation unabdingbaren Rechnernetzes wird dem Datenschutz Rechnung getragen.

KIS-Systemarchitektur am Universitätsklinikum Magdeburg

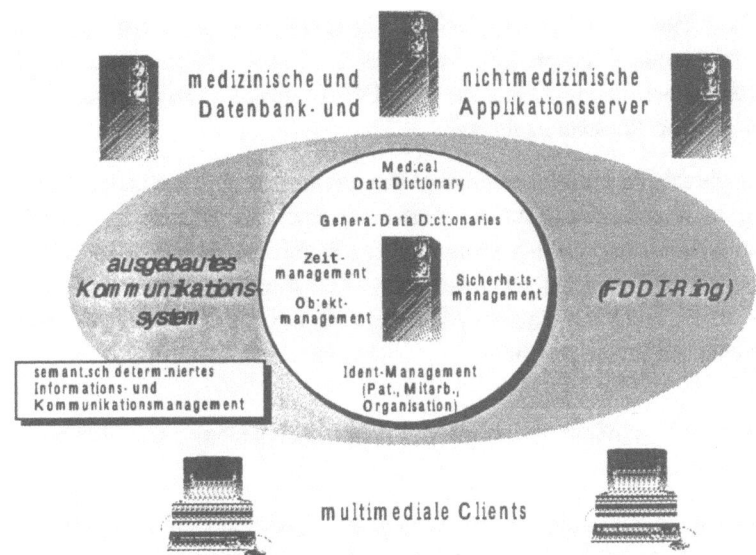

medizinische und
Datenbank- und

nichtmedizinische
Applikationsserver

Med.cal
Data Dictionary

Genera: Data D:ct:onaries

ausgebautes
Kommunikations-
system

Zeit-
management

Objekt-
management

Sicherhe.ts-
management

(FDDI-Ring)

semant.sch determ:niertes
Informations- und
Kommunikationsmanagement

Ident-Management
(Pat., Mitarb.,
Organisation)

multimediale Clients

Bild 2: KIS-Systemarchitektur am Universitätsklinikum Magdeburg

Das Magdebuger Informationssystem ist ein System verteilter Informationsverarbei-
tungsstrukturen mit zugeordneter, gestaffelter Systemverantwortung. Alle Server
(Datenbankserver, Applikationsserver, Kommunikationsserver) sind als Sicherheitsbereiche zu realisieren. Die Trennung des Klinikumsnetzes in selbständige Subnetze erfolgte unter weitestgehender Berücksichtigung lokaler, organisatorischer und funktioneller Strukturen. Das angewandte Routing ermöglicht in Erweiterung des Bridgings ausgebaute, gestaffelte, mehrstufige Zugriffsschutzmechanismen. Die Sicherung der Identifikation und Authentifikation wird vorzugsweise auf den Ebenen 1 und 2 des ISO-OSI-
Schichtenmodells der Kommunikation zwischen offenen Systemen durchgeführt. Die
anderen Dienste der ISO-Sicherheitsarchitektur werden im Magdeburger Beispiel durch
die höheren Schichten, insbesondere durch die Anwendungsschicht 7 bereitgestellt. Un-
berechtigte Zugriffsversuche werden protokolliert. Der Zugriff durch Externe erfolgt
über ein hardwaregestütztes Modem-Zugriffssteuerungssystem MACS (Modem Access

Control System) der Firma FAST ComTec, die seit 1 1/2 Jahren gemeinsam mit dem Magdeburger Unternehmen Liske als Pilotprojekt für das deutsche Gesundheitswesen betrieben wird. Das System realisiert gleichzeitig den Schutz der übertragenen Daten nach dem DES (Data Encryption Standard) des US-Verteidigungsministeriums. Eine derartige Lösung wird künftig auch für die ISDN-Kommunikation in unserem Kommunikationsverbund Anwendung finden.

Künftig sind durchgängig eine verschlüsselte Kommunikation und verschlüsselte Datenspeicherung im Informationssystem, der Einsatz von Professional Cards zur Identifikation, Authentifikation einschließlich elektronischer Unterschrift, die neben der Sicherung der Authentizität und Integrität auch die Funktion der Freigabe z.B. von Befunden erfüllt, sowie die Nutzung von Trusted Third Party Services (TTP-Dienste) vorgesehen. Siehe dazu auch den letzten Abschnitt.

7. Systemintegration in offenen medizinischen Informationssystemen

Die intra- und die interinstitutionelle Kommunikation und Kooperation kann durch Systemintegration besonders günstig auf der Basis funktionell optimaler, offener Teilsysteme realisiert werden.

Die innere Integration (Zielfunktion/Algorithmus der Applikation) und die äußere Integration (Umgebungsbezug) können in Anlehnung an das ISO-OSI-Schichtenmodell der Kommunikation zwischen offenen Systemen gemäß Bild 3 dargestellt werden (geändert nach [21]).

Die Kommunikation und die Kooperation zweier Anwendungen sind Integrationseffekte, die auf verschiedene Weise verwirklicht werden können. Die Unterschiede liegen im Integrationsniveau der Kommunikation zwischen offenen Systemen. Im einfachsten Fall, der Integration auf Datenebene (----), wird ein (offline) Datentransport realisiert, der im nächst höheren Niveau der Integration auf Darstellungsebene (...) ereignisgetrieben initiiert und in der Präsentation aufbereitet sein kann (Client-based Computing).

In beiden Fällen wird ein Interface verwirklicht. Deshalb sprechen wir auch vom Integrationstyp des „Interfacing". Bei der Integration auf funktioneller Ebene (___), dem Client-Server-Computing, werden die Funktionalitäten, Regeln, Methoden der einen

Integrationsmodell für offene
kommunizierende/kooperierende Systeme

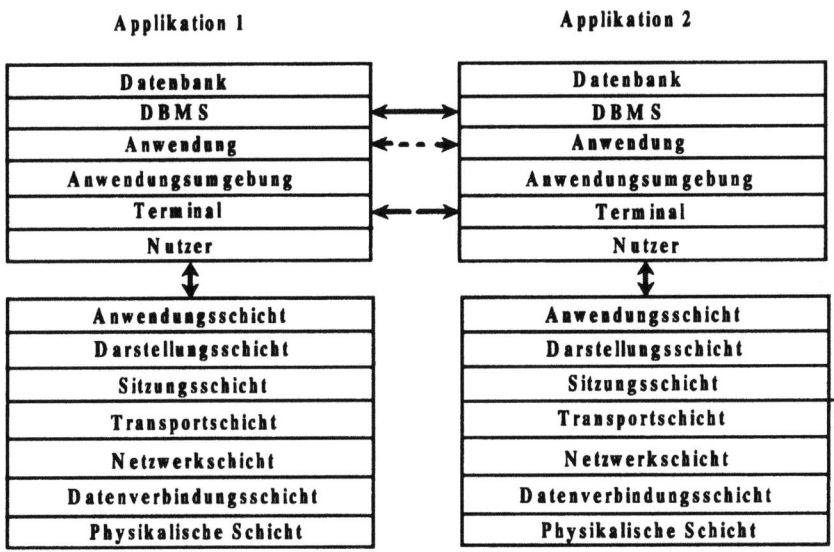

Bild 3: *Integrationsmodell für offene kommunizierende/kooperierende Systeme*

Anwendung der kooperierenden verfügbar gemacht. Wir begegnen hier dem Integrationstyp „Integration". Im Magdeburger Klinikums-Informationssystem wird vorrangig dieser Integrationstyp angestrebt. Beispiele für das „Interfacing" sind HL7, aber auch die Patient Card.

Diese Systeme unterstützen gegenwärtig weder die Interoperabilität noch semantische Relationen. Künftig ist mit einer Annäherung und Koexistenz der beiden Integrationstypen zu rechnen.

8. Ausblick auf bevorstehende Aktivitäten

Am Magdeburger Institut wurden 1991/92 Untersuchungen zur sicheren Identifikation und Authentikation von Anwendern bei gleichzeitiger nutzerbezogener Navigation in verschiedenen Anwendungen und nutzerbezogener Rechte- und Zugriffsverwaltung unternommen. Dabei wurde mit „persönlichen" Disketten als Modellsystem für Professional Cards gearbeitet. Gleichzeitig wurde über diesen Mechanismus auch die Ver- und Entschlüsselung der Datenbestände realisiert.

Somit war es folgerichtig, daß vom Autor im Dezember 1994 ein Proposal-Entwurf für das 4. Rahmenprogramm der EU zum Telematics-Programm erarbeitet wurde. Unter dem Globaltitel „Sichere Medizinische Informationssysteme" soll in Magdeburg ein Demonstrator für „Sicher kommunizierende und kooperierende Informationssysteme auf der Grundlage von Professional Cards (Smart Cards) und TTP-Strukturen" realisiert werden [8]. Dabei werden neben einer engen Kooperation mit dem SEISMED-Projekt des EU-AIM-Programmes die Ergebnisse des INFOSEC-Projektes, welches unter Leitung von *Gunnar Klein* bearbeitet wurde, einfließen [5, 14, 18].

Letztendlich muß nochmals die Bedeutung der Erziehung zum Sicherheitsbewußtsein und die Notwendigkeit des kontinuierlichen, technologischen und organisatorischen Veränderungen Rechnung tragenden Trainings hervorgehoben werden.

Literatur

[1] Arbeitsgruppe Datenschutz in Krankenhausinformationssystemen. Allgemeine Grundsätze für den Datenschutz in Krankenhausinformationssystemen. Positionspapier, GMDS 1994

[2] Bakker, A.R.: Security in Medical Information Systems. In: J.H. van Bemmel and McCray, A.T. (ed.): Yearbook of Medical Informatics (52-60), Schattauer, Stuttgart 1993

[3] Bakker, A.R.; Hammond,E.; Ball, M.: Summary Report of Observations, Conclusions and Recommendations. IMIA WG 10. Working Group Conference Durham, North Carolina, August 27-30, 1994

[4] Benett, C.J.: Data Protection and Public Policy in Europe and United States. Cornell University Press, Ithaca and London 1992

[5] G.Bleumer: Security for Decentralized Health Information System. Caring for Health Information Safety, Security and Secrecy. Heemskerk, The Netherlands, November 13-16, 1993 (112-124)

[6] Blobel, B.: Thesen zur Realisierung eines Krankenhausinformationssystems an der Medizinischen Akademie Magdeburg. Magdeburg, 1992

[7] Blobel, B.: Moderne Architektur für ein integriertes Krankenhausinformationssystem - Grundzüge und Magdeburger Realisierungsbeispiel. In: Pöppl, S.J.; Lipinski; H.-G.; Mansky, T. (Hrsg.);: Medizinische Informatik - Ein integrierender Teil arztunterstützender Technologien. MMV Medizin Verlag München (1994) 46-49

[8] Blobel, B.: Trusted Medical Information Systems. Trusted Communicating and Cooperating Information Systems Based on Professional Cards and Trusted Third Party Structures. Proposal (Entwurf) für das 4. Rahmenprogramm der EU - Telematics-Programm. Magdeburg, Dezember 1994

[9] BVMI Berufsverband Medizinischer Informatiker e.V., Mitgliederzeitschrift Nr.22 Jahrgang 10, H. 3 (1993)

[10] Commission of the European Communities DG XIII/F AIM (eds.): Data Protection and Confidentiality in Health Informatics. IOS PRESS, Amsterdam, Washington, Tokyo 1991

[11] Commission of the European Communities: Amended Proposal for a Council Directive on the Protection of Individuals with Regard to the Processing of Personal Data and the Free Movement of such Data, COM (92) 422 final - SYN 287, Brussels 1992

[12] Concil of Europe (108): Convention for the Protection of Individuals with Regard to Automatic Processing of Personal Data, Strasbourg 1981

[13] Concil of Europe: Draft Recommendation on the Protection of Medical Data, Strasbourg, March 1993

[14] van Dorp, H.D.; Dubbeldam, J.F.: The AIM SEISMED Guidelines for System Development and Design. Caring for Health Information Safety, Security and Secrecy. Heemskerk, The Netherlands, November 13-16 (1993) 139-144

[15] Ellsässer K.-H. und Köhler, C.O.: Shared Care: Konzept einer verteilten Pflege. Kurz- und langfristige Perspektiven in Europa. Informatik, Biometrie und Epidemiologie in Medizin und Biologie 24 (4), (188-198)

[16] European Official Journal (European Parlament): Directive on Personal Data Protection, EEC, Brussels, September 1990

[17] Hortmann, M.: Interim Technical Recommendations for Data Protection in CC Computer Systems: Guidelines for the Use of Security Functions. Workpackage PROTEC, AIM Project TANIT. Deliverable No. 3, September 29, 1992

[18] Klein, G.O.: Trusted Health Information Systems. SPRI, Swedish Institute for Health Services Development, Stockholm 1994

[19] Kluge, E.-H. W.: Health Information, Privacy, Confidentiality and Ethics. Caring for Health Information Safety, Security and Secrecy. Heemskerk, The Netherlands, November 13-16, 1993

[20] Köhler, C.O.: Einsatz von Karten im Gesundheitswesen. In: Pöppl, S.J., Lipinski, H.-G., Mansky, T. (Hrsg.): Medizinische Informatik - Ein integrierender Teil arztunterstützender Technologien. MMV Medizin Verlag München (1994) 261-265

[21] Leguit, F.A.: Interfacing Integration. In: Bakker, A.R. et al. (edrs.): Hospital Information Systems. North-Holland, Amsterdam (1992) 141-148

[22] Pommerening, K.: Datenschutz und Datensicherheit. B.I. Wissenschaftsverlag, Mannheim, Wien, Zürich 1991

[23] Rossing, N.: Presentation Note of the Health Telematics Programme of the European Commission DGXIII

[24] Seelos, H.-J.: Informationssysteme und Datenschutz im Krankenhaus. DuD-Fachbeiträge. (hrsg) Rihaczek, K., Schmitz, P., Meister, H.; Bd.14. Vieweg, Braunschweig 1991. Yamamoto, K., Ishikawa, K., Miyaji, M., Nakamura, Y., Nishi, S., Sasaki, T., Tsuji, K. and R. Watanabe: The Awareness of Security Issus among Hospitals in Japan. Caring for Health Information Safety, Security and Secrecy. Heemskerk, The Netherlands, November 13-16, 1993

Vertrauenswürdige Kommunikation

Helmut Reimer

1. Informationsgesellschaft und Telekooperation

Unter den derzeitigen technologischen Entwicklungen nehmen die Veränderungen der Informations- und Kommunikationstechnik eine herausragende Stelle ein. Sie bestimmen bereits seit einiger Zeit das Tempo der Leistungsentwicklung in der Produktion, bei Dienstleistungen und in Verwaltungen und verändern auch die privaten Kommunikationsbeziehungen nachhaltig.

Es sind zunehmend Fragen nach der Informationssicherheit und dem Schutz sensibler Nachrichten, die über die öffentliche Akzeptanz dieser Entwicklungen entscheiden. So soll bei der Anwendung elektronischer Medien für geschäftliche Transaktionen, für die Kooperation zwischen räumlich getrennten Partnern oder für Vereinbarungen die interne oder externe Kommunikation einer Organisation wie auch jede Kommunikation vertrauenswürdig sein. Vertrauenswürdigkeit ist durch Merkmale bestimmbar wie:

- Können wir den Absender einer Nachricht, die wir empfangen haben, sicher identifizieren?

- Ist eine empfangene Nachricht in Bezug auf ihren ursprünglichen Inhalt unverändert geblieben?

- Sind wir sicher, daß während des Übertragungsvorganges keine unauthorisierte Person auf den Inhalt der Nachricht zugreifen konnte?

In der modernen informationsorientierten Gesellschaft ist Vertrauenswürdigkeit ein unverzichtbares Qualitätsmerkmal der verfügbaren Informationstechnik (IT). Sie ist gleichzeitig eine notwendige Voraussetzung für die **Rechtsverbindlichkeit** eines elektronischen Geschäftsverkehrs. Die Teilnahme an einem vertrauenswürdigen IT-System wird für Dienstleistungen und Wertschöpfungen nicht nur in größeren Unternehmen sondern gerade auch für die selbständigen Gewerbetreibenden aller Branchen (bis hin zum Arbeitsplatz in der Wohnung) allein aus Wettbewerbsgründen unverzichtbar sein.

Vor diesem Hintergrund wurde der Verein TELETRUST Deutschland e.V. 1989 gegründet. Seine Mitglieder fördern hersteller- und anwendungsunabhängig die Entwicklung und die Verbreitung von öffentlich verfügbarer Informations- und Kommunikationstechnik.

2. Das TELETRUST-Konzept - Vertrauenswürdige Kommunikation in offenen IT-Systemen

Die Bestimmung der Ziele und Aktivitäten von TELETRUST erfolgt unter Berücksichtigung der bisherigen Entwicklung der Informations- und Kommunikationstechnik und der damit verbundenen Standardisierung.

(1) Auf dem Gebiet der Informationstechnik hat die elektronische Datenverarbeitung mit der Computertechnik die Wege zur Automatisierung von Abläufen in Entwicklung und Konstruktion, in Fertigung und Materialversorgung, in Abrechnung und Lagerhaltung usw. ermöglicht. Das Rechenzentrum wurde demzufolge in den 60er und 70er Jahren zum Mittelpunkt von Rationalisierungsstrategien. Die zentrale Verarbeitung und Speicherung von Informationen und Daten hatte ein Konzept der elektronischen Datenübertragung zur Folge, das auf wenigen und oft festverdrahteten Verbindungen beruhte. Insgesamt entstanden in Firmen, Unternehmensverbänden, bei Dienstleistern und in Behörden relativ abgeschlossene IT-Systeme mit einem erheblichen internen Organisations- und Verwaltungsaufwand, internen Standards und geringer Flexibilität.

(2) Durch die Entwicklung von immer leistungsfähigeren Arbeitsplatzrechnern und Personalcomputern und ihre massenhafte Anwendung haben sich seitdem die Bedingungen für die Informationsverarbeitung grundlegend geändert. Die Verarbeitung und Speicherung von Daten erfolgt in hohem Maße dezentral, Dokumente und andere Arbeitsergebnisse aller Art werden primär am Rechner eines Büroarbeitsplatzes und erst danach als Papierausdruck für Kooperations- oder Kommunikationsbelange erstellt. Die Vernetzung von Arbeitsplatzrechnern untereinander oder mit den Ressourcen von Rechenzentren ermöglicht einen internen elektronischen Datenaustausch und schafft neue Strukturen, denen zunächst ebenfalls das Merkmal der Abgeschlossenheit anhaftet.

(3) Als Modell für eine Kommunikation mit wahlfreiem Zugriff auf jeden Teilnehmer gilt das öffentliche Fernmeldenetz mit seinen Diensten. Insbesondere das herkömmliche Telefonnetz bildet eine weltweite offene Kommunikationsinfrastruktur. Seine Nutzung für die Übermittlung von papiergebundener Information in Form der Faksimile-Übertragung hat breite Akzeptanz gefunden und markiert den Beginn eines grundlegenden Wandels der Verbreitung von Geschäftsdokumenten. Die von den traditionellen Postdiensten für die Beförderung von Briefen angebotenen differenzierten Leistungen hinsichtlich des Nachweises von Sendung und Empfang eines aufgegebenen Stückes oder die Vertraulichkeit/Gewährleistungen der Originalität werden jedoch im Fall der einfachen Nutzung der Fax-Übertragung nicht erreicht. Im Gegenteil sind gerade die Möglichkeiten der Manipulation von Sender- oder Empfängeridentität, von Datum und Sendezeit und auch des Dokumenteninhaltes beim Faxverkehr ein wesentlicher Schwachpunkt. Sie sind auch Ursache für die übliche Verfahrensweise, daß geschäftsrelevante Vorfälle zwar per Fax eingeleitet werden, aber die herkömmliche Papierform der Bestellungen usw. nachgereicht wird, oder daß eine telefonische Versicherung des Vorganges erfolgt. Damit geht ein Teil der Rationalität des Verfahrens verloren, da zusätzliche Kosten und ein Mehraufwand an Arbeit entstehen. Werden die versandten Dokumente beim Absender mit rechentechnischen Mitteln erzeugt, erfolgt trotzdem die Archivierung (mit dem Fax-Sendeprotokoll) in Papierform. Der Empfänger muß nötigenfalls den Fax-Inhalt erneut in sein Datenverabeitungssystem eingeben.

(4) Erst die konsequente Verbindung von elektronischer Informations- und Kommunikationstechnik macht die oft genannten Rationalisierungspotentiale in vollem Umfang wirksam. Der elektronische Datenaustausch (EDI) soll zukünftig mit wahlfreier Verbindung zu allen Teilnehmern Grundlage für eine effektive und verbindliche Telekooperation sein. Die technische Infrastruktur dafür entsteht z.B. durch die Nutzung des Telefonates zur digitalen Informationsübertragung mit dem Modem als Schnittstelle zum lokalen Informationssystem und zu Mailbox-Diensten von Netzanbietern oder durch den Ausbau neuer digitaler Kommunikationsnetze, wie ISDN. Das Ziel ist nur erreichbar, wenn einheitliche Standards bei allen Teilnehmern angewandt werden und wenn das Objekt des Datenaustausches als elektronisches Dokument Eigenschaften aufweist, die es als vertrauenswürdig und verbindlich ausweisen.

(5) Für das elektronische Dokument ist wesentlich, daß die Merkmale, die den Grad seiner Verbindlichkeit bestimmen, jedem Teilnehmer weltweit mit gleicher Qualität zur Verfügung stehen. Das bedeutet, daß neben einheitlichen Standards für den Nachrichtenaustausch (OSI), den Aufbau von Kommunikationsnetzen auch einheitliche Regelungen für Dienste, die Sicherheitsfunktionen unterstützen, gelten müssen. Dabei sind vorliegende Normen (CCITT X 500 Security Standardisation; X.509 Directory - Authentication Framework; CCITT X.518/X.519 Signed Directory Operations) zu berücksichtigen. Für die Public Key Kryptographie liegt ein bereits in Anwendungen implementierter Vorschlag in Form der PKCS (Public Key Cryptography Standards) vor. Im INTERNET steht mit PEM eine Anwendungsimplementierung zur Verfügung. Auch PGP ist eine verbreitete Anwendung. Die Sicherheitsinfrastruktur ist in diesen Anwendungen jedoch nicht auf eine Vertrauenswürdigkeit eines elektronischen Dokuments im Sinne des deutschen oder europäischen Rechts ausgelegt.

(6) Eine öffentliche und allgemeine Anwendung eines durch die digitale Signatur oder/und Verschlüsselung verbindlichen elektronischen Dokuments ist auf die Mitwirkung einer in Bezug auf die Teilnehmer neutralen und vertrauenswürdigen Instanz (Trusted Third Party (TTP)) angewiesen. Hinsichtlich der Gewährleistung der IT-Sicherheit auf einem bestimmten Niveau erbringt diese Instanz Dienstleistungen. Auch für die Erlangung oder den Erhalt von Sicherheitsmerkmalen eines herkömmlichen Dokuments sind solche Leistungen bekannt, etwa die Beglaubigung von Unterschriften/Kopien (Notariatsfunktionen) oder Kurierdienste für vertrauliche Post.

Das TELETRUST-Konzept für eine vertrauenswürdige Informationstechnik beruht auf der angepaßten Anwendung kryptologischer Verfahren mit öffentlich bekannten Algorithmen. Es ist mit der **digitalen Signatur**, der fallbezogenen **Verschlüsselung** und dem **elektronischen Dokument** als Objekt der Informationssicherheit in der Lage, die genannten Anforderungen zu erfüllen. Relevante Anwendungsbereiche sind die sichere Übertragung und Speicherung von Nachrichten sowie kooperative Vorgangsbearbeitung mit verteilten Ressourcen.

Das TELETRUST-Konzept kann an

- Anwendung mit unterschiedlichen Sicherheitsanforderungen,
- Strukturen mit mehreren Anwendungen unterschiedlicher Anbieter sowie an
- Erfordernisse geschlossener oder offener IT-Systeme

angepaßt werden.

TELETRUST unterstützt den Aufbau der Infrastruktur für eine vertrauenswürdige Informationstechnik. Erforderlich ist die Einrichtung von Sicherheitsdienstleistungen, wie Schlüsselerzeugung, -verwaltung und -verteilung sowie deren Zertifizierung.

Eine entscheidende Bedingung für die Realisierbarkeit des TELETRUST-Konzeptes ist die Möglichkeit, den Teilnehmern ein kostengünstiges persönliches Sicherheitsinstrument zur Verfügung stellen zu können. Die **intelligente Chipkarte** mit einem Kryptoprozessor, wie sie als Stand der Technik verfügbar ist, erfüllt diese Bedingungen.

3. Die Signatur-Chipkarte als personalisiertes Hilfsmittel für Informationssicherheit

Die Sicherheit eines elektronischen Dokumentes beruht auf der Sicherheit der verwendeten Schlüssel für die Signatur bzw. die Verschlüsselung. Drei Aspekte sind dafür maßgebend:

- Erzeugung 'starker' Schlüssel durch geeignete mathematische Methoden (Kryptologie),
- Sichere Bindung des geheimen (privaten) Schlüssels an den Inhaber/Benutzer,
- Sichere Verwahrung des geheimen Schlüssels.

Im Fall der Public Key Kryptographie sind die Schlüssel so lang (>512 Bit), daß anders als bei Paßwörtern, nur eine Speicherung des geheimen Schlüsselwertes möglich ist. Vorteilhaft ist die Verwendung eines handlichen Speichermediums, das der Schlüsselinhaber stets bei sich führen und bei Bedarf nutzen kann.

Ein geeignetes Speichermedium, dessen Handhabung prinzipiell bekannt ist (Telefonkarte, Versichertenkarte, EC-Karte) stellt eine Prozessor-Chipkarte üblichen Formats (ISO 7816) dar. Sie kann die folgenden Merkmale bieten:

- fest gespeichertes internes Betriebssystem,

- fest gespeicherter Kryptoalgorithmus,

- eigene Rechenleistungen (Prozessor und Co-Prozessor) für die Ausführung von Verschlüsselung, digitaler Signatur, Verifizierung,

- geheim gespeicherter Schlüssel des Besitzers,

- geheim gespeichertes und änderbares Paßwort (PIN-Nummer) des Besitzers für die Startauthentifikation,

- Chipinhalt kann nicht kopiert werden,

- weitere separat nutzbare Anwendungen (Zugangskontrolle, aufladbare Geldkarte...).

Die Personalisierung der Chipkarte, d.h. das Einbringen des geheimen Schlüssels in den Chip muß mit hoher Vertrauenswürdigkeit durchgeführt werden.

Wie bei einer Bankkarte ist ein Mißbrauch nur möglich, wenn sowohl die Karte als auch das gültige Paßwort in unbefugte Hände gerät. Gegenüber der Magnetstreifen-EC-Karte ist der Inhalt einer Chipkarte praktisch vollständig vor Veränderung und unbemerkter Zerstörung (z.B. durch magnetische Felder) geschützt.

Über ein Chipkartenterminal wird die Chipkarte vom IT-System angesprochen, wenn ein Sicherheitsdienst in Anspruch genommen werden soll. Die Authentisierung des Benutzers und die Freigabe der Sicherheitsfunktionen erfolgt entweder gegenüber dem Terminal oder direkt gegenüber z.B. einem PC, der eine Kartenlesestation besitzt. Die höchste Anwendungssicherheit wird erreicht, wenn die Sicherheitsoperationen im Chip der Karte ablaufen, also der geheime Schlüssel niemals außerhalb des Chips benötigt wird.

Die Funktionalität einer Signatur-Chipkarte kann zukünftig zur Grundlage für die Integration mehrerer Anwendungen auf einer Chipkarte werden. Sie ist geeignet, dabei auftretende sensible Daten sicher und nach Anwendungen getrennt voneinander zu bewahren. Der Kartenbesitzer verfügt über die einzelnen Zugriffsrechte.

Die Leistungsfähigkeit der Kartenchips wird sich weiter erhöhen, weil sich die Fertigungstechnik der Mikroelektronik mit hohem Tempo entwickelt. So ist abzusehen, daß neben der Authentifikation mit einem Paßwort (ohne Bindung an eine Eigenschaft des Nutzers) in Zukunft auch ein biometrisches Merkmal (z.B. Bild eines Fingerabdruckes) auf einem Kartenchip sicher gespeichert werden kann und eine Authentifikation durch Vergleich mit dem entsprechenden Merkmal des Benutzers erfolgt.

4. Spezifische Anforderungen an eine vertrauenswürdige Informationstechnik

Auf die enge Beziehung zwischen Anwendungen oder Anwendergruppen und erforderlichem Schutz bestimmter Informationen wurde bereits hingewiesen. Einige Beispiele sollen auf spezifische Aspekte aufmerksam machen.

Electronic banking: Im Bankenbereich hat die Informationssicherheit einen hohen Stellenwert. Die bisherigen Entwicklungen orientierten auf Lösungen in geschlossenen Systemen. Zwischen Teilnehmern an elektronischen Bankgeschäften werden üblicherweise Verträge zu Bedingungen der Teilnahme, Risikoteilung usw. geschlossen.

Electronic commerce: Das EDI-Konzept (Electronic Data Interchange) für Verwaltung, Handel, Transport, Finanztransaktionen ist auf die Automatisierung von Abläufen (Bestellungen, Frachtdokumente, Rechnungslegungen, Buchungen, Steuermeldungen usw.) ausgerichtet. Infolgedessen wird mit standardisierten UN/EDIFACT-Nachrichtentypen (ca. 200 sind bereits verfügbar) gearbeitet. Für Sicherheitsfunktionen sind Standards für Authentifikation und Verschlüsselung in Bearbeitung. Auch zwischen Teilnehmern am EDI-Geschäftsverkehr wird ein entsprechender Rahmenvertrag geschlossen.

Telekooperation: Unter diesem Begriff soll eine im Prinzip beliebige Vorgangsbearbeitung mit verteilten Ressourcen verstanden werden. Zwischen den Ressourcen bestehen zeitweilig Verbindungen für den Informationsaustausch. Je nach betrachteten Arbeitsgebiet der Kooperation (Entwicklung, Projektierung, Marketing, ...) entstehen z.B. Schutzbedarf für die Bearbeitungsinhalte oder Nachweisbedarf für Leistungen, Rechte und Haftungen einzelner Kooperationsteilnehmer. Werden Flexibilität der Kooperation und Verbindlichkeit von Ergebnissen gefordert, sind IT-Sicherheitsdienste in offenen Systemen unerläßlich.

Medizin und Gesundheitsverwaltung: In diesen Bereichen existiert ein weitgefächertes Spektrum von Anforderungen an den Schutz von Informationen. Sie resultieren aus dem Schutzbedürfnis für Patientendaten und der ärztlichen Schweigepflicht. Andererseits sollen die Möglichkeiten der Informationstechnik für eine Verbesserung der Patientenversorgung genutzt werden und Kosteneinsparungen in der Gesundheitsverwaltung bewirken. Alle technischen und organisatorischen Entwicklungen (Patienten-, Notfallkarte, elektronisches Rezept, elektronischer Arztbericht, Krankenhausinformationssysteme, Kassenabrechnungen mit elektronischem Datenaustausch, ...) müssen den Datenschutz einschließen und als vertrauenswürdig akzeptiert werden.

Elektronischer Rechtsverkehr: Unter diesem Synonym wird die Anwendung von elektronischen Informationstechnologien in der Rechtspflege realisiert (Mahnverfahren, gerichtliche Verfahren, ...). Zwischen den Beteiligten müssen Informationen der Sache wegen verbindlich ausgetauscht werden. Die elektronische Führung von Handels-, Vereinsregistern, Grundbüchern usw. (Registerverfahrensbeschleunigungsgesetz) verstärkt den Bedarf für eine vertrauenswürdige Informations- und Kommunikationstechnik in offenen Systemen (Beispiel: Klient - Notar - elektronische Grundbuch - Bank ...).

Private Nutzung von Maildiensten: Abgabe/Austausch von verbindlichen Willenserklärungen; vertraulichen Mitteilungen, Teilnahme an der Telekooperationen; Schutz des eigenen Informationsbesitzes und personenbezogener Daten.

5. TELETRUST-Aktivitäten

Im Sinne der genannten Ziele hat sich der Verein durch die Satzung zur Aufgabe gemacht,

- die Akzeptanz der elektronischen Signatur als Instrument zur Rechtssicherheit einer elektronischen Transaktion zu erreichen,

- die Forschung zur Sicherheit des elektronischen Datenaustausches (EDI) und die Anwendung ihrer Ergebnisse sowie die Entwicklung von Standards für dieses Gebiet zu unterstützen,

- mit Institutionen in anderen Ländern (beispielsweise TELETRUST-Organisationen) zusammenzuarbeiten, um Ziele und Standards innerhalb der Europäischen Union zu harmonisieren.

In vier Arbeitsgruppen werden die Bedingungen für die Umsetzung des Konzeptes untersucht und Grundlagen für Kompatibilität und Interoperabilität von Technologien für Sicherheitsdienste zu relevanten Anwendungsszenarien geschaffen.

Besonderes Anliegen ist dabei das interdisziplinäre Erarbeiten von Lösungen durch den Sachverstand von Entwicklern und bei Anwendern sowie ihre rechtswissenschaftliche Begleitung:

* **„Juristische Aspekte einer verbindlichen Kommunikation"**

Bedingungen für eine rechtliche Anerkennung von digitaler Signatur und elektronischem Dokument,

Handlungsbedarf für organisatorische Rahmenbedingungen;

* **„Sicherheitsarchitektur"**

Weiterentwicklung von Kriterien der IT-Sicherheit in offenen Systemen, Risiko- und Bedrohungsanalysen, Referenzszenarien, Algorithmenkatalog;

* **„Anwendungen"**

Datenstrukturen und Sicherheitsschnittstellen für den Datenaustausch zwischen Anwenderprogrammen,

Kompatibilität und Inoperabilität;

* **„Promotions"**

Zusammenarbeit mit Verbänden und Branchen,

Öffentlichkeitsarbeit für Problembewußtsein und Akzeptanz,

Pilotlösungen und Simulationsstudien.

Mit dieser Kompetenz unterstützt TELETRUST Deutschland die Berücksichtigung der Vertrauenswürdigkeit in bestehenden oder geplanten IT-Anwendungen in öffentlichen Einrichtungen, Verbänden usw. Besondere Aufmerksamkeit finden dabei Sicherheitsdienste und ihr Management für ihre vertrauenswürdige IT in Medizin und Gesundheitsverwaltung, im elektronischen Rechtsverkehr und in der Telekooperation mittels EDI.

Ein Projekt „MailTrusT" zur Pilotanwendung der digitalen Signatur für den TELETRUST-internen Dokumentenaustausch unter Nutzung von E-mail auf Basis verfügbarer Technologien befindet sich derzeit in Vorbereitung.

Es soll so auf den folgenden Gebieten notwendige Fortschritte bewirken:

(1) Komponenten und Prozeduren der erforderlichen Sicherheitsinfrastruktur, d.h. der Zertifizierungsstrukturen und des Schlüsselmanagements. Dies schließt sowohl die technischen Prozeduren als auch die organisatorisch-rechtlichen Prozeduren ein. Dieser Teil der Pilotanwendung soll die Einrichtung von Zertifizierungsdienstleistung beschleunigen.

(2) Komponenten und Prozeduren auf der Anwenderseite. Beschleunigung der Entwicklung kompatibler oder interworking-fähiger Sicherheitstechnik auf der Basis abgestimmter Schnittstellen.

Es ist Anliegen von TELETRUST, Arbeitsergebnisse durch öffentliche Foren mit relevanten Anwenderbereichen, durch Fachkurse zu Sicherheitsmechanismen in offenen IT-Systemen und durch Publikationen so weit wie möglich zu verbreiten.

Intelligente Systeme zur Unterstützung einer Sicherheitskultur

Rolf Engelbrecht

1. Einleitung

Sicherheit ist ein wichtiges Element bei der Behandlung von Patienten. Die einzelnen Elemente, die in Diagnostik und Therapie eingesetzt werden, unterliegen Qualitätskriterien, die sich in der Sicherheit ihrer Wirkung, z.B. bei Arzneimitteln, in der Sicherheit im Umgang mit ihnen, z.B. bei medizinischen Geräten, und der Sicherheit ihrer Aufbewahrung, z.B. Drogen, unterscheiden. Dieses ist meist für jeden sichtbar und einsichtig. Bei medizinischen Informationssystemen ist dies nicht so eindeutig. Dies liegt einerseits an der Technik, die doch für viele etwas „Magisches" hat, da ihnen der direkte Zugang verwehrt ist. Programmiersprachen, Terminals, Datenbanksysteme, Bits und Bytes sind Begriffe, mit denen ein großer Teil der direkt und indirekt Betroffenen, z.B. Arzt und Patient, nichts anfangen können. Dies trifft auch auf den Umgang mit Sicherheitsaspekten beim Einsatz von medizinischen Informationssystemen zu. Dieser Workshop soll dazu beitragen, hier für etwas mehr Transparenz zu sorgen. Ziel sollte es sein, eine „Kultur" zu erzeugen, die ein optimales Arbeiten mit den elektronischen Medien und Methoden in der medizinischen Informatik erlaubt, kurz eine „Sicherheitskultur". Dabei sind ethische und rechtliche Kriterien zu berücksichtigen, wie sie u.a. von *Kluge* [4] beschrieben werden.

2. Definitionen

2.1 Medizinisches Informationssystem (MIS)

Ein Informationssystem, das in der Medizin Daten erfaßt, speichert, verarbeitet und die Daten oder Informationen bereitstellt. Dabei liegt das Schwergewicht auf der standardisierten Erfassung und Bereitstellung der Daten zur weiteren Verarbeitung im MIS selbst oder durch andere Systeme einschließlich des Benutzers und zur Entscheidungsunterstützung. Dabei werden die Daten problem- und zeitorientiert gespeichert. Damit ergeben sich auch die Zugriffsalgorithmen, die Schutz- und Sicherheitsmechanismen beinhalten sollten.

2.2 Daten

Uninterpretierte Elemente, die erfaßt und einem zur Problemlösung übergeben werden, z.B. Blutdruck von 204/97.

2.3 Information

Daten mit Interpretation und anderen Hinweisen, z.B. „Ein Patient mit Blutdruck 204/97 ist Hypertoniker und sollte zur Verminderung des Gesundheitsrisikos sich behandeln (lassen)".

2.4 Wissen

Die Formalisierung der Beziehung zwischen Daten und Information, z.B. Blutdruck diastolisch von größer 90 mmHG ist hypertensiv; ein hypertensiver Patient heißt Hypertoniker; ein hypertensiver Patient soll sich behandeln lassen.

2.5 Sicherheit

Die Arbeitsgruppe 4 der Internationalen Gesellschaft für Medizinische Informatik (IMIA WG 4) hat das ganze Feld „Sicherheit von Informationssystemen" (Security of information systems) mit dem Begriff „Data Protection" (Datenschutz) [3] umschrieben, das wiederum in die Begriffe Benutzungsintegrität, Daten-/Programmintegrität und Verfügbarkeit unterteilt wurde. Dagegen wird heute die Sicherheit/Security durch die Bereiche Confidentiality, Privacy, Integrity und Availability beschrieben [1].

2.6 Intelligenz

Im Zusammenhang mit Computersystemen auch als Künstliche Intelligenz (KI) definiert. Doch: KI wird häufig durch Begriffe, wie „Wissensbasierte Systeme" ersetzt, d.h. die „Wissensverarbeitung" steht im Vordergrund. Besser ist es, den Begriff Expertensysteme zu definieren, d.h., daß der Rechner eine Arbeit verrichtet, die sonst nur ein Experte verrichtet. Also: ein Sicherheitsexperte, der auch lernen kann.

Bedeutung beim Zugriff auf Daten:

=> Daten sind interpretierbar durch Wissen.

=> Wissen über die Daten selbst ist vorhanden, z.B. Bedeutung, dahinterliegende Konzepte, Entstehung (Wo, wann, wie, in welchem Zusammenhang erhoben, von wem stammen die Daten),
evtl. auch nutzbar für den Informationsbedarf des Patienten.

=> Daten werden in Beziehung gebracht und daraus Informationen generiert.

=> Wissen über den Benutzer, d.h. das System hat ein Modell des Benutzers und kann daraus Sicherheitsaspekte ableiten.

=> Wissen über den Patienten.

3. Stand der Entwicklung

Zur Zeit entstehen Konzepte, die dem Arzt den Zugriff auf Daten erleichtern sollen. In aller Regel läuft dies darauf hinaus, dem Arzt Daten zu selektieren und Daten zu interpretieren, um ihm eine wirksame Entscheidungsunterstützung zu geben. Warum also nicht dies umkehren und dem Arzt den Zugriff auf Daten verwehren, die nicht zu seinem „Problem" gehören oder positiv: warum nicht nur solche Daten im Zugriff halten oder zur Entscheidungsunterstützung anbieten, die der Arzt benötigt.

Sicherheit kann auch als Sicherheit des Patienten beim Zugriff auf seine Daten gesehen werden, die Sicherheit, daß alles korrekt, d.h., nicht manipuliert dargestellt wird. Das Projekt SEISMED [7] versucht hier, Kriterien festzulegen und Handlungsvorschläge zu erarbeiten.

4. Modell eines MIS

Ein MIS läßt sich wie jedes andere IS in verschiedenen Ebenen (Bild 1) beschreiben:

- Benutzerebene
- Verarbeitung
- Daten- und Wissensspeicherung

Zwischen den Ebenen sollte dann eine standardisierte Kommunikation stattfinden, die Möglichkeiten des Eingriffs erlauben. Eingriffe können aus verschiedenen Gründen notwendig oder wünschenswert sein:

- Benutzerhilfe
- Sicherheit
- Schutz
- Kontrolle

4.1 Schnittstellen B-V

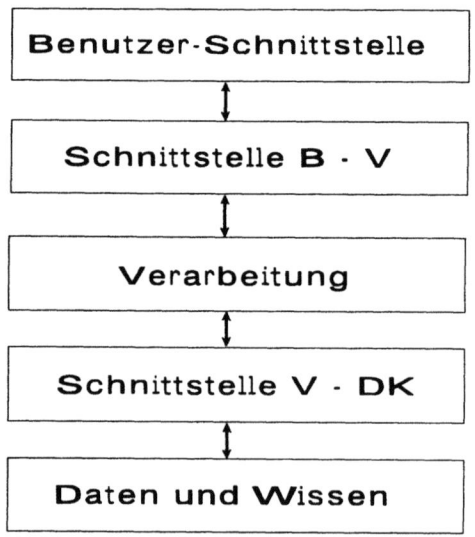

An der Schnittstelle zwischen Benutzer und Verarbeitung werden die Daten, die der Benutzer eingibt analysiert und an die Verarbeitung weitergereicht. Schon hier können intelligente Prüfungen durchgeführt werden. Bei der anderen Richtung, d.h. der Übermittlung der Daten für die Präsentation, können Verfahren eingesetzt werden, die Dateien maskieren oder nicht weitergeben. Dies kann nach intelligenten Prinzipien und in Abhängigkeit von allgemeinen Kriterien oder spezifischem Wissen durchgeführt werden.

Bild 1: Modell eines MIS

4.2 Schnittstellen V-DB/W

Wie bei der Schnittstelle B - V ist auch hier ein Datenaustausch in beide Richtungen möglich:

- zum Schreiben in die Datenbank,

- zum Lesen aus der Datenbank.

Beim Lesen treten die bekannten Berechtigungsprobleme auf, die durch konventionelle Systeme nicht ganz gelöst werden können bzw. für deren Lösung die Möglichkeiten nicht ausgenutzt werden. Berechtigungsprüfungen gibt es in der Regel nur auf Datei/Relationsebene, Feldebene oder bei einigen Systemen die logische Sicht (logical view). Dabei ist nur eine Grobeinteilung in Benutzergruppen möglich. Dies reicht auch häufig aus, ist aber der Aufgabe, die der Benutzer zu erledigen hat, z.B. der Arzt, nicht angemessen. Es muß allerdings auch gefragt werden, ob eine funktionsabhängige Sicht auf die Daten dem Wohle des Patienten zuträglich ist.

Die Medizin ist auf dem Weg zu einer mehr ganzheitlichen Sicht. Dies sollte die medizinische Informatik berücksichtigen und dem Arzt auf Verlangen eine vollständige Sicht der Daten erlauben, wenn auch nur mit entsprechender Begründung. Auch hier sollte gelten, daß eine gute Kontrolle, d.h. das Aufzeichnen der Zugriffe, eine wichtige Maßnahme ist.

Nach dem bisherigen Einsatz von wissensbasierten Systemen lassen sich folgende Einsatzmöglichkeiten absehen:

- Zugriffssteuerung auf der Basis von „medizinischen Konzepten", d.h. bei der Behandlung eines Blinddarms sind Daten über das 'Problem X-Beine' nicht notwendig. Hier wird allerdings noch viel Entwicklungsarbeit notwendig sein und auch ein schrittweiser Einsatz möglich sein. Dies zeigen eigene Erfahrungen im GALEN-Projekt.

- Aufzeichnung der Zugriffe und anschließende Beurteilung auf Notwendigkeit. Diese Methode ist vergleichbar der Qualitätssicherung oder der 'Critiquing Systeme', wie sie von *Miller* und *van der Lei* beschrieben worden sind. Der Vorteil liegt darin, daß der Arzt in seiner Behandlungsfreiheit nicht beeinträchtigt wird, aber doch hinterher gefragt werden kann, wozu er welches Datum denn benötigt. Vom Prinzip her wird hier die Information, das Datum, wie ein anderer Teil des Instrumentariums des Arztes behandelt, z.B. das Medikament.

- Festlegung der Zugriffe aus den Gewohnheiten oder berechtigten Notwendigkeiten des Arztes, d.h., das System lernt mit. Es kann aber auch hinterher das 'Zugriffsprofil des Arztes' abgefragt werden und evtl. eingeschränkt werden. Hierbei bieten sich Verfahren an, wie sie bei neuronalen Netzen eingesetzt werden, z.B. in der Mustererkennung.

Dies sind nicht alle Möglichkeiten. Es soll nur aufgezeigt werden, wie mit den Methoden der 'KI' erreicht werden kann, Sicherheitsanforderungen zu genügen, dem Arzt seine Behandlungsfreiheit zu lassen und trotzdem einen hohen Stand der medizinischen Versorgung zu gewährleisten und somit einen vertrauenswürdigen Umgang mit dieser Technologie zu erreichen. Es muß dabei berücksichtigt werden, daß die Entwicklung der oben beschrieben Wege eine Aufgabe ist, die einigen Einsatz erfordert. Die Entscheidung über die Durchführung der Entwicklung muß von allen Beteiligten gemeinsam gefällt werden.

Im folgenden werden nur einige Ansätze exemplarisch darstellt. Es wird notwendig sein, sie zu diskutieren und eventuell testweise einzusetzen und zu bewerten.

5. Zugriffssteuerung über Regeln

Eines der Grundprobleme ist die Gestattung des Zugriffs auf Daten, die auf der Basis von gesetzlichen Vorschriften oder anderen Einsichten reguliert werden muß. Steuerungsmechanismen hierfür existieren bis auf Elementebene in den verschiedenen Datenbankmodellen. Sie sind unterschiedlich gestaltet und implementiert. Sie genügen häufig nicht den Ansprüchen und werden dann durch selbstprogrammierbare Methoden ersetzt.

Dabei wird der Ausdruck Zugriff sowohl für das Lesen als auch für das Schreiben benutzt.

Ein Weg hierbei ist die Steuerung über Tabellen oder Matrizen. Dabei stellt die eine Dimension die Datenfelder und die andere die Personen, Personengruppen oder Funktionen dar. In die Elemente der Tabelle wird dann der Berechtigungsstatus eingetragen, z.B. L für Lesen, U für Update, oder es werden für jede Berechtigung eigene Tabellen angelegt. Das Lesen solcher Tabellen ist übersichtlich, aber für Ungeübte schwierig. Deshalb bietet sich hier eine Darstellung in Regeln an, z.B., wenn die Funktion

„Stationsarzt" ist und das Datenfeld ist „Medikament", dann ist Lesen erlaubt. Eine Umsetzung zwischen beiden Darstellungsarten ist möglich. Beispiele für diese Arten der Repräsentation von Wissen finden sich in den klassischen Expertensystemen wie MYCIN und D3. Damit ist auch gewährleistet, daß geeignete Verfahren zu einer Umsetzung, d.h. Implementierung solcher regelbasierter Wissensbasen in ablauffähige Programme, zur Verfügung stehen.

Im Rahmen des DIABCARD-Projektes wurde dieses Verfahren für den Zugriff auf Daten auf Chipkarten erweitert. Ausgehend von der Überlegung, daß Daten auch durch ihre Erzeuger charakterisiert werden können, bzw. die erzeugende Funktionseinrichtung, z.B. Labor, wurden Tabellen erzeugt, die als Dimensionen die Funktionen aufweisen. Es wurden für die Pilotanwendung drei Tabellen definiert, die das gesamte Spektrum abdecken und gemeinsam mit Datum, Datenerzeuger in platzsparender Weise bei jedem Datum abgespeichert werden. Das Verfahren befindet sich in der Anmeldung als Patent, wird gerade implementiert und muß seine Qualitäten im Pilottest noch zeigen.

6. Zugriffssteuerung mit neuronalen Netzen

Die Steuerung mit Tabellen ist bei kleinen Systemen sicherlich eine praktikable Lösung. Bei Datenbanken mit vielen Feldern oder Feldern mit einer Vielzahl von Ausprägungen und eventueller inhaltsbezogener Zugriffssteuerung stößt das Verfahren allerdings an seine Grenzen. Ein Verfahren, das eine leichte Definition der Zugriffsberechtigung und ein weiteres Lernen ermöglicht, kann hier vielleicht eine Lösung sein. Dies soll am Beispiel der Abbuchungskontrolle einer amerikanischen Scheckkartenfirma erläutert und vielleicht so ein neuer Ansatz in der Sicherheit von MIS inspiriert werden.

Es ist ein Problem, Geldausgaben, die mit gestohlenen Scheckkarten beglichen werden, rechtzeitig im Zeitraum vor der Verlustmeldung der Karte zu erkennen. Die bisher erfolgreichste Lösung war der Einsatz eines neuronalen Netzes, das in der Lage ist festzustellen, daß die Geldausgabe untypisch für den Kunden ist und so zumindest einen Hinweis gibt, der verfolgt werden kann und evtl. zum Sperren der Karte führt.

Dabei werden die Fähigkeiten in der Mustererkennung und Lernfähigkeit dieser Technologie ausgenutzt. Das genaue Verfahren ist nicht bekannt, ein Literaturzitat wurde nicht gefunden. Aus der Methodik heraus läßt sich folgendes skizzieren:

Aus den Buchungen eines Kunden werden Buchungen ausgewählt, die besonders typisch sind. Die Buchungsparameter werden kodiert (z.B. Orte) und evtl. neue Parameter errechnet (z.B. Standardabweichungen der Buchungsbeträge). Mit diesen Daten lernt das Netz ein typisches Profil des Kunden. Nach der Lernphase werden dem Netz dann aktuelle Daten des Kunden angeboten und das Netz gibt an, ob diese Buchung im Profil des Kunden liegt oder davon abweicht. Im Falle der Abweichung können Maßnahmen ergriffen werden.

Übertragen auf die Problematik des Zugriffsschutzes bedeutet dies, daß das neuronale Netz einige Zugriffe des Benutzers, die in Ordnung waren, angeboten bekommt und daran lernt, was ein korrektes Zugriffsverhalten des Benutzers ist. Mit diesem Muster oder Profil vergleicht es dann die aktuellen Zugriffe und kann so den Zugriff verwehren, wenn es meint, daß dieser Datenzugriff außerhalb des normalen „Verhaltens" des Benutzers liegt. Die Konsequenz daraus kann dann sein, daß der Benutzer eine Begründung für seinen Zugriffswunsch angeben muß. Dies kann in standardisierter Form, z.B. durch Ankreuzen in einer Liste von Begründungen oder durch freie Texteingabe erfolgen. Das weitere Vorgehen wird wohl von der Funktion und der Begründung abhängen. Bei einem Arzt, der sich z.B. auf eine Notsituation beruft, wird der Zugriff freigegeben werden müssen und man wird dann später überprüfen oder entscheiden können, ob der Zugriff berechtigt war. Dies kann im Einzelfall durch Menschen oder durch ein anderes, evtl. aufwendigeres technisches Verfahren erfolgen. Vom Verfahren bieten sich hier Methoden an, wie sie im System HT-ATTENDING [6] und HyperCritic angewendet worden sind. Dabei bietet sich durchaus an, alle Datenbankzugriffe noch einmal überprüfen zu lassen.

7. Qualitätskontrolle von Zugriffen

Bei dem von *Miller* propagierten Attending-Verfahren, das von *van der Lei* mit Behandlungsdaten holländischer niedergelassener Ärzte angewandt worden ist, wird die jeweilige Behandlungsmaßnahme vom System im Nachhinein überprüft. Dazu wurde eine Wissensbasis für die Hypertonie aufgebaut und die Ergebnisse evaluiert. Als Ergebnis berichtete *Jan van Bemmel* auf der IMIA 94, Lissabon, in seiner Keynote:

- „Automatische Bewertung von CBPRs in einem begrenzten Fachgebiet kann erfolgreich mit Peer-Review (erfahrenen Experten) konkurrieren"

- „Im Einzelfall arbeitete das Computersystem sogar besser als die Peer-Reviewer"

- „Manchmal aber auch war das System nicht in der Lage, die Ergebnisse der Experten zu liefern. Dies lag an unzureichenden medizinischen Daten, ungenügendem medizinischen Konsens und Defiziten in der Wissensbasis"

Auch hier läßt sich eine Umsetzung des Verfahrens in den Sicherheitsbereich denken. In der Medizin würde dies als qualitätssichernde Maßnahme gesehen. Warum also nicht die Qualität der Sicherheit im Umgang mit medizinischen Daten in ähnlicher Weise erhöhen.

8. Zusammenfassung

Es wurden Überlegungen zu einzelnen Aspekten in der Sicherheit von Medizinischen Informationssystemen angestellt. Diese Überlegungen erheben keinen Anspruch auf Vollständigkeit. Sie sollen die Diskussion auf diesem wichtigen Gebiet beleben.

Zur Lösung von Problemen wurden beispielhaft Verfahren aufgezeigt, wie sie in Expertensystemen Verwendung finden. Es zeigt sich, daß dies ein gangbarer Weg ist, der allerdings noch viel Entwicklungsarbeit bedeutet.

Fox [2] fordert aus seinen Erfahrungen bei der Entwicklung von Systemen zur Entscheidungsunterstützung eine Sicherheitskultur für die Medizinische Informatik. Allerdings ist diese Forderung auch auf Sicherheitsaspekte von medizinischen Informationssystemen auszudehnen mit dem Ziel, daß die Sicherheit größer wird, die dem Benutzer, dem Patienten und der Qualität der Behandlung zu Gute kommt. Abschließend soll ein Wort von *Lincoln* [5] die noch einmal beleuchten:

„The best hope that we have is to control technology itself, under the guidance of responsible human beings. We can do this by introducing user identification schemes, rules of access with documented overrides, and audit trails that can be monitored, first by expert systems and then by individuals, for suspicious behavior. The engineering of the automation must be particulary effective, or the costs of control will exceed the benefits. "

Literatur

[1] Bakker, A.R.: Access to Medical Databases; Theory and Practice, Meth Inform Med (1993) 32: 357

[2] Fox, J.: Decision-Support Systems as Safety-Critical Components: Towards a Safety Culture for Medical Informatics. Meth Inform Med (1993) 32: 345-348

[3] Griesser, G.G. et al. (eds.): Data Protection in Health Information Systems, Considerations and Guidelines, Proc. IFIP Working Conference. Amsterdam: North Holland, 1980

[4] Kluge, E.-H. W.: Advanced Patient Records, Some Ethical and Legal Considerations Touching Medical Information Space. Meth Inform Med (1993) 32: 95-103

[5] Lincoln, T.L.: Privacy, a Real-World Problem with Fuzzy Boundaries, Meth Inform Med (1993) 32: 104-107

[6] Miller, P.L.: Attending, Critiquing a Physician's Management Plan, IEEE Trans PAMI 1983; 5: 449-61

[7] Panagalos, G.J.: Medical database security polices, Meth Inform Med (1993) 32: 349-356

Kommunikation öffentlicher Verwaltungen mit Strukturen des Gesundheitswesens

Probleme und Lösungen

Dieter von Jan

Gesundheitswesen:

- Ärzte/Kliniken - Behandlung, Forschung
- öffentlicher Gesundheitsdienst - Gefahrabwehr, Gutachten/Beratung

Kommunikation Gesundheitswesen/öffentliche Verwaltungen:

1. Gesundheitswesen benötigt Daten von öffentlichen Verwaltungen:

1.1. Daten für Forschungsprojekte und für Krankheitsregister aus dem vertraulichen Teil der **Todesbescheinigungen.**

Problem: ärztliche Schweigepflicht des Leichenschau-Arztes gelöst durch Novelle zum Bayerischen Bestattungsgesetz (Offenbarungsbefugnis für Forschung).

1.2. Daten für Unfallforschung von **Polizei und Rettungsleitstellen** (RLSt.).

Problem: Polizei: PAGRLSt: teils dem Notarzt anvertraute Daten (§ 203 I StGB) teils dem übrigen Rettungspersonal bekanntgeworden (allg. DSG).

1.3. Daten für Forschungsprojekte zur Kontrolle von Krankheitsverläufen von **Krankenversicherungen.**

Problem: Befugnis aus § 75 SGB X für Forschung im Sozialleistungsbereich: § 76 SGB X Einschränkung für von Ärzten mitgeteilte Daten.

Lösung: Einwilligung

1.4.   Daten zur Aktualisierung von Forschungsunterlagen und Registern von Meldeämtern aus dem Einwohnermelderegister - **Anschriftsänderungen, Tod.**

Problem: Kenntnisnahme des Meldeamts von Krankheitsart durch Anfrage. Datenübermittlung von Meldeamt an öffentliche Klinik in der Regel unproblematisch (MeldeG.).

2.   Stellen der öffentlichen Verwaltung fordern Daten von Ärzten/Kliniken:

2.1.   **Leistungsträger** (Krankenkassen, Sozialämter, Versorgungsämter) benötigen Patientendaten für Abrechnung von Leistungen.

Probleme: Aufgaben der Leistungsträger in diesem Zusammenhang, Umfang der Datenübermittlung, zulässige Nutzung, Löschungsdauer, besondere Probleme durch Verwendung von Chipkarten?

2.2.   **Nichtklinische Krebsregister** sollen nach dem Bundeskrebsregistergesetz Patientendaten erhalten.

Probleme: Fehlender Schutz der Daten „Wie beim Arzt", möglicherweise nicht ausreichende Anonymisierung in der Registerstelle.

2.3.   KV, Ärztekammer, Statistisches Landesamt (oder andere öffentliche Stellen) sammeln Daten über **Fehlbildungen** insbesondere aus Anlaß von Geburten, Perinatal-/Neonatalstudie.

Probleme: Zuverlässigkeit der Anonymisierung, Identifizierung nur durch schweigepflichtigen Arzt. Inhalt und Zweck der Fehlbildungsmerkmale, personenbezogene Konsequenzen aus Erkenntnissen aus den Datensammlungen?

2.4.   **Umweltbehörden** benötigen Patientendaten zur Überprüfung von Emissionsfolgen (z.B. Fehlbildungen).

Probleme: Anonymität zur Verfügung gestellter Einzeldaten, personenbezogene Konsequenzen aus Erkenntnissen?

2.5. **Staatsanwaltschaft/Polizei** benötigt Patientendaten bei Unfallaufnahme und Strafverfolgung.

<u>Probleme:</u> Ärztliche Schweigepflicht § 203 StGB. Datenerhebung im Interesse eines Verletzten. Einsicht in Melderegister (MeldeG.).

2.6. Polizei erfährt von Verletzung bzw. Patientendaten bei Gelegenheit der Nutzung des **Notrufs 112** bei Verständigung des Notarztes in bestimmten Landesbereichen.

<u>Probleme:</u> Pflicht der Polizeibeamten zu Strafverfolgungsmaßnahmen von Amts wegen, faktische Unmöglichkeit der vertraulichen unmittelbaren Verständigung des Notarztes in diesen Landesbereichen.

Datensicherheit

in

Anwendungssystemen

Möglichkeiten und Zwänge für bevölkerungsbezogene Register unter dem Aspekt des Krebsregistergesetzes

Gabriele Hundsdörfer

Das Thema meines Referates, das von Möglichkeiten und Zwängen von bevölkerungsbezogenen Registern unter dem Motto dieser Tagung, dem Datenschutz, handeln soll, zeigt: Hier ist in der Tat ein Datenschutzproblem. Wie gewaltig es ist, davon können alle ein Lied singen, die sich mit dieser Frage und seiner Lösung freiwillig oder unfreiwillig zu beschäftigen haben.

Krankheitsdaten sind nun einmal sensibel. Sie sind es um so mehr, je schwerwiegender die Erkrankung von Patient und Arzt empfunden wird. Und sie sind höchstsensibel, wenn personenidentifizierende Daten, im folgenden „Identdaten" genannt, im Spiel sind.

Da dies so ist, muß zunächst gefragt werden, ob der Zweck der Registrierung, hier der Krebsregistrierung, nicht auch auf andere Weise erreicht werden kann. Wäre das, was wir wissen wollen, bei gutem Willen aller Beteiligten, auch aus den Daten der Todesursachenstatistik oder aus Spezialregistern zu entnehmen? Für Krebs lautet die Antwort „nein". Könnte es dann nicht ausreichen, nur Stichproben zu ziehen oder die Erfassung wenigstens auf einige wichtige Tumorarten zu beschränken? Auch hierauf ist mit „nein" zu antworten. Reicht schließlich nicht wenigstens eine anonymisierte Meldung aus oder können die Identdaten nach der Meldung ein für allemal verschwinden? Sie wissen bereits die Antwort: „nein".

Es bleibt demnach nichts übrig, als den steinigen Weg zu gehen, die Erfordernisse der Epidemiologie mit dem informationellen Selbstbestimmungsrecht des einzelnen in Einklang zu bringen. Ziel ist eine bevölkerungsbezogene Registrierung - ich gehe davon aus, daß ich hier nicht erklären muß, was darunter zu verstehen ist - die ihren Namen auch verdient. Ein Register ohne Vollständigkeit und ohne Zugangsmöglichkeit auch zu den Identdaten ist auch unter dem Gesichtspunkt der „Allokation von Mitteln" kritisch zu betrachten.

Ich will im folgenden aufzeigen, wie sich die Bundesregierung in der Kunst dieses Balanceaktes versucht hat und nicht nur die Zustimmung des Parlamentes, sondern schließlich sogar der Mehrzahl der Länder gefunden hat. Dabei ist darauf hinzuweisen, daß die Registrierung anderer Krankheiten, soweit diese in Deutschland überhaupt vorhanden und angestrebt ist, - ganz unabhängig von der Gesetzgebungskompetenz - nicht zwangsläufig genau die gleichen Probleme datenschutzrechtlicher Art haben muß, allerdings durchaus haben <u>kann</u>. Es können dort zudem noch andere Schwierigkeiten auftreten, wie die der Sicherheit der Diagnose etc.

Wir reden hier jedoch primär von der Krebsregistrierung. Die Hauptprobleme, die im Gesetz über Krebsregister, das am 1.1.1995 in Kraft getreten ist, zu lösen waren, lauten:

1. Wie kommen die Daten ins Register?
2. Wie wird dort mit ihnen verfahren?
3. Wie sind sie intern und insbesondere für Externe nutzbar zu machen?

Auch hier kommt es sehr auf die Krankheitsgruppe an, die erfaßt werden soll. Wenn es um personenidentifizierende Daten geht, ist ein Herzinfarktpatient anders zu sehen, als ein Krebspatient.

Ich darf Ihnen versichern, daß es zur Lösung dieser Fragen angesichts der bundesdeutschen Verfassung nur bedingt hilfreich ist, darauf hinzuweisen, daß im Ausland Melderecht oder Meldepflicht für Krebsregister Usus sind, in dortigen Registern zwar i.d.R. Maßnahmen der Datensicherheit, aber keine zusätzlichen Verfahren des Schutzes der Identitätsdaten eingeführt sind und dennoch ein Mißbrauch der gesammelten Daten nirgendwo bekannt geworden ist. Die für bestehende deutsche Register eingeführten landesgesetzlichen Regelungen zeigen, daß unterschiedliche Lösungsmöglichkeiten denkbar sind, wobei i.d.R. entweder mehr die Nutzbarkeit des Registers oder mehr der Datenschutz in den Vordergrund gestellt wurde.

Das Gesetz über Krebsregister des Bundes legt anhand eines von Herrn *Prof. Michaelis* entwickelten Modells folgende Regelungen fest, die allerdings z.T. durch landesrechtliche Vorgaben geändert werden können:

1. Wie kommen die Daten ins Register?

- Ärzten (und damit auch Pathologen) und Zahnärzten wird das Recht auf Meldung eines bestimmten Datensatzes, der auch Identdaten enthält, eingeräumt auch ohne vorherige Information, geschweige denn Einverständniserklärung des Patienten, aber:

– Der Patient muß zum frühestmöglichen Zeitpunkt (der von seinem gesundheitlichen Zustand abhängt) über die Meldung informiert werden, ggf. durch den weiterbehandelnden Arzt und

– der Patient hat jederzeit das Recht auf Löschung aller über ihn gespeicherten Daten (also nicht nur der Identdaten).

– Außerdem hat der Patient das Recht, über den Arzt seiner Wahl über die zu seiner Person gespeicherten Angaben mündlich informiert zu werden, d.h. er erhält keinen schriftlichen Auszug. Auch diese Regelung könnte für andere Krankheiten ggf. „lockerer" gefaßt werden.

Das o.g. Verfahren bietet die Möglichkeit der vollständigen Erfassung aller Krebspatienten aufgrund des Melderechts und umgeht das Problem der vorherigen Einwilligung, die volle Diagnoseeröffnung voraussetzt; es birgt aber wegen der Informationsverpflichtung die Gefahr in sich, von den Ärzten wie eine Einwilligungslösung praktiziert zu werden mit all den bekannten Unzulänglichkeiten. Es wird sich auch noch zeigen müssen, ob von dem Löschungsrecht in einem Maße Gebrauch gemacht wird, das die Funktionsfähigkeit der Register einschränkt.

Im übrigen - und hiervon kann nicht per Landesgesetz abgewichen werden - müssen von den Gesundheitsämtern Kopien aller Leichenschauscheine an das Register übermittelt werden und zwar auch dann, wenn der Patient ggf. zu Lebzeiten einer Registrierung widersprochen oder eine Löschung beantragt hat, weil dies nirgendwo erkennbar ist.

2. Wie wird im Register mit den Daten verfahren?

Das Register besteht aus zwei getrennt voneinander zu führenden Einheiten, der Vertrauens- und der Registerstelle. Die Identdaten müssen nach der Meldung an die Vertrauensstelle dort von den epidemiologischen Daten getrennt und nach einem asymmetrischen Chiffrierverfahren verschlüsselt werden. Die Registerstelle erhält zur dauerhaften Speicherung ausschließlich diesen verschlüsselten Satz, die epidemiologischen Daten sowie eine Kontrollnummer, die das Wiederauffinden oder Erkennen des gleichen Falles ermöglicht und zum Abgleich mit anderen Registern dient. Die ursprüngliche

Meldung muß nach drei Monaten vernichtet werden. Die Vertrauensstelle behält keinerlei Daten. Der Computer zur Entschlüsselung befindet sich außerhalb des Registers.

Sie sehen, daß auch hier die Meldung einer Krebserkrankung eine Reihe von Sicherungsmaßnahmen nach sich zieht, die ggf. nicht für jede andere Erkrankung gleichermaßen erforderlich sein müssen.

Der Preis für das Melderecht ohne vorherige Einwilligung ist nicht nur die o.g. Informationsverpflichtung, sondern auch das beschriebene Verfahren innerhalb des Registers, das ein unmittelbares Wiederzusammenführen von Ident- und epidemiologischen Daten einer Person unmöglich macht, also auch die interne Auswertungsfähigkeit des Registers selbst einschränkt.

Es könnte der Eindruck entstehen, als würden den Beschäftigten in einem Krebsregister ungewöhnlich hohe kriminelle Energien unterstellt. Dies ist natürlich nicht der Fall. Für den Gemeldeten und den meldenden Arzt besteht so aber die Gewißheit, daß nirgendwo eine Auflistung oder ein Zugriff auf Daten existiert, aus denen bestimmte Patienten erkennbar wären.

3. Welche Nutzungsmöglichkeiten gibt es demnach für die gespeicherten Daten angesichts des geschilderten Registerverfahrens?

Die zu jedem gemeldeten Fall gebildete Kontrollnummer ist nicht wieder entschlüsselbar. Der Zugang zu den Identdaten ist demnach nur über die Dechiffrierung des asymmetrischen Zahlensatzes mit Hilfe des anderswo aufbewahrten Computers möglich. Hierfür sind jedoch bestimmte Vorgaben zu erfüllen, nämlich

– es muß sich um eine Maßnahme des Gesundheitsschutzes oder eine wichtige, auf andere Weise nicht durchführbare, im öffentlichen Interesse stehende Forschungsaufgabe handeln;

– es ist vor Übermittlung der Daten über den meldenden oder behandelnden Arzt die schriftliche Einwilligung des Patienten (oder, wenn verstorben, seines nächsten Angehörigen) einzuholen (die Entschlüsselung muß vorab erfolgen, da ja der Patient erst dann wieder „erkennbar" wird);

– wenn die übermittelten Daten, die nur zu dem Zweck des o.g. Vorhabens genutzt werden dürfen, länger als zwei Jahre benötigt werden, muß der Patient darauf hingewiesen werden.

Die einzige Möglichkeit der Nutzung entschlüsselter Daten ohne vorherige Einwilligung des Patienten ist gegeben, wenn verschiedene Datensätze nur im Register selbst miteinander abgeglichen werden (z.B. mittels eines „Umsteigers") und dann an einen Empfänger epidemiologischer Daten weitergegeben werden, ohne daß dieser sie einer bestimmten Person zuordnen kann.

Für die Nutzung ausschließlich der epidemiologischen Daten sind die Anforderungen naturgemäß weitaus geringer. Es muß aber auch hier gewährleistet sein, daß die Daten nicht doch auf eine bestimmte Person bezogen werden können, und Voraussetzung für die Herausgabe der Daten sind wissenschaftliche Forschungsvorhaben.

Es wird deutlich, daß das gewählte Registraturverfahren unmittelbar Einfluß hat auf die Prozedur der Nutzbarmachung. Dies sollte jedoch nicht mit den grundsätzlichen Vorgaben für die Herausgabe von Identdaten verwechselt werden. Auch bei dem sog. „Einwilligungsmodell" sind diverse Voraussetzungen zu erfüllen. Das derzeit gültige Gesetz des Saarlandes mit seinem uneingeschränkten Melderecht hat dagegen den „Pferdefuß", daß die Identdaten das Register nicht verlassen dürfen, also externe Forschungsvorhaben mit diesen Daten ausgeschlossen sind.

Meine sehr geehrten Damen und Herren, gerade die Krebsbekämpfung kommt nicht ohne adäquate Registrierung aus und gerade für diese Krankheit sind Gründe vorhanden, die die Erfassung und Nutzung auch personenidentifizierender Daten rechtfertigen. Dies entbindet den Gesetzgeber aber nicht davon, den Eingriff in das informationelle Selbstbestimmungsrecht so gering wie möglich zu halten. Die Bundesregierung wurde aber zu Regelungen veranlaßt, die zumindest auf den ersten Blick kompliziert und nutzerunfreundlich erscheinen und die ihre Durchsetzbarkeit noch erweisen müssen. Immerhin dürfen sie für sich beanspruchen, sowohl das informationelle Selbstbestimmungsrecht wie die Forderungen der Epidemiologie einigermaßen gleichmäßig berücksichtigt zu haben. Zwänge sind dabei unvermeidlich, die Möglichkeiten des Erkenntnisgewinns aber offengehalten.

Am 31.12.1999, wenn das Gesetz über Krebsregister ausläuft, werden wir mehr wissen über die Gangbarkeit dieses Weges und auch darüber, ob es vielleicht verschiedene

„deutsche" Lösungen gibt, die mit dem Datenschutz vereinbar sind und zum gleichen Ziel, nämlich einer verläßlichen Krebsregistrierung führen.

Datenschutz - Erfahrungen mit epidemiologischen Krebsregistern

Bettina Eisinger

Nach langjährigen kontroversen Diskussionen ist zum 1. Januar 1995 das Krebsregistergesetz des Bundes in Kraft getreten, welches alle Bundesländer verpflichtet, spätestens zum Jahre 1999 bevölkerungsbezogene Krebsregister einzurichten.

Die bisherige Gesetzesbasis der in Deutschland existierenden epidemiologischen Register war sehr unterschiedlich.

Im Krebsregister des Saarlandes, welches auf der Grundlage eines Krebsregistergesetzes aus dem Jahre 1979 arbeitet, ist ein Melderecht des Arztes festgelegt, ohne daß der Patient seine Einwilligung zur Meldung geben muß. Die Folge ist allerdings, daß patientenbezogene Untersuchungen im Sinne von Fallkontroll- bzw. Kohortenstudien nicht durchgeführt werden können, d.h. analytisch-epidemiologische Forschung nicht betrieben werden kann.

Das Register in Hamburg arbeitet auf der Einwilligungsbasis des Patienten zur Meldung seiner Daten an das Krebsregister, was in der Vergangenheit zu Schwierigkeiten in der Erreichung eines hohen Vollständigkeitsgrades in der Krebsregistrierung führte.

Der reinen anonymen Erfassung von Krebsfällen, wie sie z.B. im Register Baden-Württemberg ohne besondere gesetzliche oder datenschutzrechtliche Regelungen praktiziert werden konnte, steht jedoch der Nachteil gegenüber, daß z.B. die Feststellung von Mehrfachmeldungen bzw. auch der Abgleich mit den Todesmeldungen nicht mehr ohne weiteres möglich ist.

In der ehemaligen DDR war die rechtliche Grundlage für das damalige „Nationale Krebsregister", das heutige Gemeinsame Krebsregister, die gesetzliche festgelegte Meldepflicht des Arztes.

Auf dieser Basis konnte das „Nationale Krebsregister der DDR" von 1953 bis 1989 mit einem etwa 95%igen Vollständigkeitsgrad in der Krebserfassung bei einem Einzugsgebiet von etwa 17 Mio. Einwohnern geführt werden. Mit seinem Datenbestand von über 2,3 Mio. Krebsfällen, einer DCO-Rate von nur 0,2% und über 90% histologisch gesicherten Diagnosen gehört dieses Register zu den größten und auf Grund der hohen Datenqualität international anerkanntesten Datensammlungen im Bereich der Krebsepidemiologie.

Nach der deutschen Wiedervereinigung und einem vorübergehend gültigen Verwaltungsabkommen bildete für die Jahre 1993 und 1994 das Gesetz zur Sicherung und vorläufigen Fortführung der Datensammlungen des „Nationalen Krebsregisters" der ehemaligen Deutschen Demokratischen Republik (Krebsregistersicherungsgesetz) die bundesgesetzliche Grundlage für das jetzige Gemeinsame Krebsregister der Länder Berlin, Brandenburg, Mecklenburg-Vorpommern, Sachsen-Anhalt und der Freistaaten Sachsen und Thüringen.

Da die Gültigkeit dieses Gesetzes am 31.12.1994 endete, stand schon seit längerer Zeit die Frage der gesetzlichen Grundlage für den von allen neuen Bundesländern angestrebten Weiterbestand des Registers im Raum.

Durch das neue Krebsregistergesetz des Bundes wurde für unsere Einrichtung nicht nur der Fortbestand gesichert, sondern auch erstmals einheitlich im gesamten bundesdeutschen Gebiet die Krebsregistrierung in epidemiologischen Registern gesetzlich geregelt.

Nach dem Ende 1994 geschlossenen Verwaltungsabkommen führen die neuen Bundesländer und Berlin seit dem 1.1.1995 auf der Basis des neuen Krebsregistergesetzes das Gemeinsame Krebsregister mit einer Vertrauens- und einer Registerstelle mit Sitz in Berlin fort, wobei der Datenbestand des ehemaligen Krebsregisters der DDR integriert wird. Erstmals wird der Westteil Berlins in die Erfassung einbezogen.

Die Kosten für das Gemeinsame Krebsregister werden von den beteiligten Ländern entsprechend dem Bevölkerungsanteil übernommen.

Die Dienst-, Fach- und Rechtsaufsicht über das Register obliegt dem für das Gesundheitswesen zuständigen Mitglied des Senats von Berlin. Sowohl an der Führung des Registers als auch an der Ausübung der Fachaufsicht sind die Länder durch einen Verwaltungsausschuß beteiligt.

Das neue Bundesgesetz schreibt die organisatorische Trennung des Krebsregisters in eine Vertrauens- und Registerstelle vor. Die Vertrauensstelle, die zeitlich begrenzt die

Identitätsdaten des Patienten verwahrt und die eingehenden Meldungen auf Schlüssigkeit und Vollständigkeit überprüft, gibt dann die chiffrierten Identdaten und die epidemiologischen Daten an die Registerstelle zur Verarbeitung und Nutzung weiter. Die Trennung in Vertrauens- und Registerstelle gewährleistet, daß in der Registerstelle die epidemiologischen Daten nur in anonymisierter Form vorliegen, jedoch zum Zwecke von wissenschaftlichen Studien oder Forschungsvorhaben über die im Bundesgesetz festgelegten und datenschutzrechtlich abgesicherten Verfahrensweisen eine Reidentifizierung des Patienten erfolgen kann. Fallkontroll- und Kohortenstudien zur Krebsursachenforschung sind also hiermit praktizierbar, was einen wesentlichen Fortschritt in der neuen Bundesgesetzgebung darstellt. Das Bundesgesetz kommt damit einerseits den Anforderungen des Datenschutzes in ausreichender Weise nach, ohne die Anforderungen an ein epidemiologisches Krebsregister zu vernachlässigen.

Das Bundesgesetz beinhaltet Öffnungsklauseln, die den einzelnen Ländern Abweichungen vom Meldemodus und der Erhebung sowie auch Verarbeitung der Daten gestatten.

Das Bundesmodell Vertrauens- und Registerstelle und das damit verbundene Chiffrier- und Kontrollnummernsystem für die Identitätsdaten wurde in einer Pilotphase im aufzubauenden Krebsregister Rheinland-Pfalz mit guten Ergebnissen getestet. Eine Übertragung dieses Modells auf ein über 40 Jahre in anderen Strukturen existierendes und gewachsenes Register, wie das Gemeinsame Krebsregister, ist zumindest mit der Aufgabe verbunden, die Besonderheiten des Registers in ländergesetzliche Regelungen umzusetzen.

Ein Problemkreis ist bedingt durch die historische Entwicklung des Registers von 1953 an. Alle eingehenden Meldebögen wurden von 1953 bis 1989 in einem akribisch geführten Archiv gelagert. Sie waren jederzeit für die Mitarbeiter unter Einhaltung der gesetzlich vorgeschriebenen Schweigepflicht zugänglich (z.B. zur Überprüfung von Unstimmigkeiten bzw. Unvollständigkeiten in den eingehenden Meldebögen, zur Klärung von Plausibilitätsfragen usw.).

Seit 1987 wurden auf ersten PC's Patientendaten gespeichert, wobei es unmöglich war, die Fülle an Informationen von meist 4-5 Meldebögen zu einem Patienten komplett rechentechnisch vom Jahrgang 1953 an zu übernehmen.

Diese eingeschränkten Möglichkeiten der rechentechnischen Datenerfassung führten zu dem Ergebnis, daß jetzt zwar alle wichtigen Basisinformationen der Krebskrankenjahrgänge ab 1961 auf elektronischen Speichermedien vorliegen, daß jedoch bei wissenschaftlichen Anfragen bzw. Untersuchungen, die detailliertere Fragestellungen beinhalten, die auf dem Rechner vorliegenden Informationen nicht immer ausreichen.

Diese Informationen könnten jedoch problemlos den Unterlagen des Archivs entnommen werden.

Auch das 1993 und 1994 für das Gemeinsame Krebsregister gültige Krebsregistersicherungsgesetz ließ den Umgang mit den sog. Altdaten bzw. Archivbestand nicht zu.

Es ist zu hoffen, daß mit dem neuen Bundesgesetz, das es sich an allererster Stelle zum Ziel gesetzt hat, die Krebsbekämpfung zu verbessern, eine vernünftige und vom Datenschutz abgesicherte Lösung zur wissenschaftlichen Nutzbarkeit der über eine Zeit von fast 40 Jahren so wichtigen gesammelten Informationen über Krebserkrankungen gefunden werden kann, die dann in ländergesetzliche Regelungen in Einklang mit dem Bundesmodell umgesetzt werden können.

Ein weiterer Problemkreis betrifft die Meldewege. In den neuen Bundesländern etablieren sich seit 1-2 Jahren zunehmend klinische Tumorregister, Onkologische Arbeitskreise bzw. Nachsorgeleitstellen mit angeschlossenen medizinischen Einrichtungen bzw. niedergelassenen Ärzten, die diesen Zentren ihre Tumormeldungen übermitteln.

Für das Gemeinsame Krebsregister sind diese klinischen Tumorregister eine der wichtigsten Datenquellen. Über Schnittstellen können die klinischen Tumorregister, die für das epidemiologische Register relevanten Daten übermitteln.

Schon 1993/1994, d.h. zur Zeit des Krebsregistersicherungsgesetzes, aber insbesondere zu Beginn des Jahres 1995 wurden an das Gemeinsame Krebsregister mehrfach Anfragen aus Universitätskliniken, Tumorzentren und anderen medizinischen Einrichtungen gerichtet, die im Rahmen von wissenschaftlichen Studien und Untersuchungen ihres eigenen Patientengutes Rückinformationen seitens des Gemeinsamen Krebsregisters zu Verlaufsdaten, insbesondere zum Todesdatum erwarten.

Für diese klinischen Untersuchungen ist die Todesinformation von besonderer Wichtigkeit. Klinische Studien zum eigenen Patientengut, Untersuchungen zu neuen Therapiekonzepten bzw. Operationsmethoden usw. sind ohne Verlaufsinformationen nicht vorstellbar. Laut Bundesgesetz ist eine solche Feedback-Information an die meldende Einrichtung nicht vorgesehen.

Da es sich um das eigene Patientengut der entsprechenden Universitätsklinik bzw. des Tumorregisters handelt, deren Daten nach den gesetzlichen Vorgaben an das Gemeinsame Krebsregister gemeldet wurden, stößt man mit dieser restriktiven Verfahrensweise auf wenig Verständnis bei den meldenden Ärzten, was sich unter Umständen auf die Meldemotivation und in der Folge auf die Zusammenarbeit zwischen klinischen und epidemiologischen Registern auswirken wird.

Das Inkrafttreten einer bundesgesetzlichen Basis für die Krebsregistrierung in epidemiologischen Registern ist für das größte epidemiologische Register in Deutschland, das Gemeinsame Krebsregister, mit dem Ziel verbunden, einerseits die Vollständigkeit des Registers über eine steigende Meldemotivation der Ärzte wieder auf einen hohen Stand zu heben, andererseits jedoch auch datenschutzrechtlich abgesicherte, vernünftige und praktikable Lösung der optimalen Nutzung aller Registrierdaten zu finden, um sie Forschung und Wissenschaft im Sinne des Bundesgesetzes, nämlich der Verbesserung der Krebsbekämpfung, zur Verfügung stellen zu können.

Datenschutzlösungen in sensiblen klinischen Strukturen (ITS)

Michael Hortmann

Zusammenfassung

Im folgenden beschreibe ich ein Sicherheitsmodell für Datenschutz in „sensiblen klinischen Strukturen", z.B. für Intensivstation oder Anä sthesie[3].

Ein Schlüsselelement ist der Einsatz von **Public Key Kryptographie** für die Erstellung digitaler Signaturen, die als Basis sicherer Identifikation, Nachweis von Verantwortlichkeit bei klinischen Maßnahmen sowie Datenintegrität im allgemeinen dienen; außerdem werden weitere kryptographische Maßnahmen zum Schutz sensitiver Daten vorgeschlagen. Personalisierte **kryptographische Chipkarten** bilden dazu die Hardware-Basis. Zum sicheren Backup geheimer kryptographischer Schlüssel dienen sog. **Schwellen-Schemata**.

Als Objekt des Schutzes konzentrieren wir uns auf einen generischen Satz von Patientendaten, auf den verschiedene Benutzergruppen in verschiedener Weise Zugriff benötigen. Dabei ist es wichtig, **dynamische Gruppen**, also solche mit schnell wechselnder Zusammensetzung bei der Betreuung einzelner Patienten einfach und sicher zu verwalten; außerdem müssen alle vorgeschlagenen Maßnahmen mit den bevorstehenden Standardisierungen von Patientendatenstrukturen kompatibel sein.

1. Forderungen an ein Sicherheitsmodell

In klinischen Behandlungs-Umgebungen versorgen relativ schnell wechselnde therapeutische Teams verschiedene Patienten; Mitglieder der Behandlungsgruppen benöti-

---

[3] entwickelt in Zusammenarbeit mit *Dr. Louis Corbeel* (Belgische Ärztekammer) innerhalb des EG-AIM-Projekts TANIT

gen ungehinderten Zugriff auf genau die Patientendaten, auf die sich ihre Arbeit bezieht. Ein Arzt sollte Zugang zu den Daten seiner eigenen Patienten haben, aber nicht zu anderen; während verwaltungsmäßige Bearbeitung von Daten sehr vieler Patienten durch entsprechendes Personal notwendig ist, sollte dieses keine Kenntnis vertraulicher medizinischer Information erlangen können.

Im klinischen Umfeld kann nun dieselbe Person verschiedene Rollen spielen; Zugriffsrechte sollten auf der Grundlage dieser Rollen gewährt werden, begrenzt auf spezifische Patienten und innerhalb definierter Zeitschranken. Das Sicherheitsmodell sollte diese Forderungen unterstützen, ohne die Benutzer zu behindern.

Strikte Zugangskontrolle ist dabei eine wichtige Voraussetzung. Alle Systemzugänge sind zu protokollieren, die unberechtigten zuverlässig abzuweisen; abhängig von der speziellen Anwendung (z.B. Intensivstation) ist aber auch ein Notzugang zu realisieren, der in besonderer Weise überwacht, eingeschränkt und protokolliert werden muß.

Die Patientendaten bestehen in jedem Fall aus verschiedenen Datenfeldern bzw. Dateien innerhalb einer Datenbankstruktur oder eines Dateisystems. Um Vertraulichkeits- und Integritätsschutz sensitiver Information zu gewährleisten, muß es eine nach Benutzergruppen differenzierte Zugriffsstruktur zu den verschiedenen Daten einzelner Patienten geben. Solche Gruppen können einerseits relativ stabil in ihrer Zusammensetzung sein, z.B. Krankenhauspersonalgruppen wie Ärzte, Schwestern, Verwaltungspersonal, sie können aber auch nur kurzfristig bestehen wie im Falle „therapeutischer Teams", die einen Patienten für eine bestimmte Zeit versorgen. Solche Teams sollten nur aus autorisiertem Personal und durch autorisiertes Personal geformt werden können, ihre Zusammensetzung sollte mit den digitalen Autorisierungs-Signaturen bei den Patientendaten gespeichert werden.

Sensitive Datenfelder bzw. Dateien sind zu verschlüsseln. Die zugehörigen geheimen Schlüssel sollten z.B. im Falle persönlicher Notizen eines behandelnden Arztes nur diesem zugänglich sein, in anderen Fällen den Gruppenmitgliedern, die Zugang zu den entsprechenden Daten besitzen. Passive Zugangsrechte sollten zu einmaliger Nutzung übertragbar sein, soweit dies medizinisch notwendig und verantwortbar ist; eine solche Übertragung wird aber auch vom System protokolliert.

Verschlüsselung ist eine technische Maßnahme zum Schutz des Arztgeheimnisses gegen diverse Angriffe, simple Neugierde und zufällige Aufdeckung. Sie sollte jedenfalls eingesetzt werden für private ärztliche Aufzeichnungen, die Behandlungsgeschichte des Patienten, Therapie und Therapievorschläge.

Bei anderen Teilen der Patientendaten ist die Datenintegrität besonders wichtig, auch der Nachweis, wer Autor bzw. verantwortlich für eine bestimmte Information war. Hier muß das System digitale Signaturen in einfacher Weise ermöglichen.

Um die mit der System- und Datensicherheit verbundenen Aufgaben zu erledigen, ist ein besonderer Sicherheitsverwalter zu bestellen, ein Spezialist oder Arzt, da im in Frage stehenden Umfeld Systemsicherheits- und medizinische Fragen oft schwer zu trennen sind. Er muß

- die physische Sicherheit des Systems und der Backup-Medien gewährleisten,

- sicherheitsrelevante Konfigurationsdateien verwalten,

- Chipkartenpersonalisierung und Management der kryptographischen Schlüssel überwachen,

- in Zusammenarbeit mit leitendem medizinischen Personal über Zugangsrechte für wissenschaftliche und gerichtliche Untersuchen befinden, soweit dies vom System zugelassen wird[4],

- die sicherheitsrelevanten Protokolldateien prüfen und bei Unregelmäßigkeiten entsprechende Maßnahmen einleiten,

- die Einführung neuer Software unter Scherheitsgesichtspunkten überwachen.

---

[4] Private ärztliche Aufzeichnungen sind z.B. technisch ohne Zustimmung des Besitzers niemandem zugänglich, da nur dieser über den kryptographischen Schlüssel verfügt.

Sicherheitsmaßnahmen sind sinnlos, wenn sie von den Benutzern nicht angenommen werden. Für den rechtmäßigen Benutzer sollte der Zugang einfach sein, und die Sicherheitsmerkmale des Systems sollten ihm klar erkennbare Vorteile bieten: Vertraulichkeitsschutz, Verläßlichkeit, Verfügbarkeit, Multifunktionsfähigkeit der kryptographischen Chipkarten, etc.

2. Einteilung und Struktur einer minimalen digitalen Patientenakte

Vertraulichkeit medizinischer Daten ist wesentlich, wenn das Recht des Patienten auf Datenschutz und informationelle Selbstbestimmung und die Intimität der besonderen Arzt-Patienten-Beziehung erhalten werden soll.

Im folgenden werden die allgemeinen Grundsätze des vorigen Abschnitts weiter konkretisiert. Welches Datenmodell auch immer sich in Zukunft durchsetzt, man wird immer zwischen subjektiven und objektiven Daten unterscheiden.

2.1 Subjektive Daten

Hierunter fallen persönliche ärztliche Aufzeichnungen eines behandelnden Arztes, z.B. medizinisch relevante Beurteilungen des Patienten, Diagnosevermutungen, in Betracht gezogene Behandlungsvarianten. Hinzu kommen vertrauliche Mitteilungen des Patienten selbst, Mitteilungen anderer Ärzte, insbesondere des Hausarztes.

Im Laufe des Krankenhausaufenthalts wird es verschiedene behandelnde Ärzte geben, die ihre persönlichen Aufzeichnungen in die Patientenakte aufnehmen wollen. Diese Aufzeichnungen dürfen ausschließlich nur den jeweiligen Autoren zugänglich sein.

Um dies zu garantieren, benötigen wir verschiedene Schichten von Maßnahmen. Der Systemzugang darf nur legitimen Benutzern offenstehen, der Zugang zu den subjektiven Daten selbst nur dem Besitzer. Offenbar reicht dieser Schutz aber gegen Zugriffe über die Systemadministrationsebene nicht aus. Deshalb ist eine Verschlüsselung dieser Daten notwendig. Nur der Autor hat Zugang zu dem kryptographischen Schlüssel.

Es wird aber auch sensitive Daten geben, die jedem behandelnden Arzt zugänglich sein müssen.

Derartige Daten, beispielsweise Abschlußreports für einen Behandlungsabschnitt, sollten mit der digitalen Unterschrift des jeweiligen Autors versehen sein, die Übernahme der Rolle als behandelnder Arzt sollte durch den Vorgänger legitimiert werden und dem Betreffenden dadurch Zugang zu dem kryptographischen Schlüssel für diese Daten gewähren.

2.2 Objektive Daten

Schützenswert sind auf jeden Fall die Identitätsdaten des Patienten, aber auch solche Informationen, aus denen auf die Identität zurückgeschlossen werden kann. Man sollte daher sehr sorgfältig überlegen, welche Personalgruppen hier Zugang benötigen, und Backup-Medien durch geeignete Anonymisierungsmechanismen schützen. Dies gilt insbesondere auch für wissenschaftliche Untersuchungen. Selbst bei gerichtlichem Zugriff sollte die Identität der Patienten nicht automatisch zugänglich sein, sondern erst vom Sicherheitsverwalter im Einvernehmen mit der ärztlichen Leitung ermöglicht werden müssen. Die dazu benutzten kryptographischen Mechanismen dürfen nicht von außen brechbar sein.

Zu den sensitiven „objektiven Daten" gehören Therapiedaten, Operationsprotokolle, Befunde.

Sie sollten nur dem jeweiligen „therapeutischen Team" des Patienten zugänglich sein.

In vielen europäischen Ländern lassen sich die therapeutischen Maßnahmen aus Abrechnungscodes erschließen, daher sind solche Informationen ebenfalls zu schützen.

3. Das therapeutische Team

Ein wesentlicher Teil einer digitalen Patientenakte und der „objektiven Daten" sollte eine Liste der Abfolge der behandelnden Ärzte, Oberschwestern und des therapeutischen Teams, also des Teils des medizinischen Personals, das zu einer bestimmten Zeit für den jeweiligen Patienten verantwortlich ist, sein. Die Zusammensetzung dieser Liste bestimmt die Zugriffsrechtsrechte vieler Personen zu verschiedenen kritischen Teilen der Patientenakte und muß daher sorgfältig kontrolliert werden. Ich schlage folgendes Verfahren vor: Nach Aufnahme des Patienten wird ein für den Patienten zuständiger behandelnder Arzt, sowie eine zuständige Oberschwester benannt (ggf. ein erstes therapeutisches Team). Diese beiden haben anschließend das Recht, ihre Nachfolger in diesen Rollen einzusetzen, sowie die Zusammensetzung des therapeutischen Teams zu verändern. Einträge in diese Liste werden grundsätzlich nicht gelöscht; jeder Eintrag trägt die digitale Signatur (mit Zeitstempel) der autorisierenden Person, also der Aufnahmestelle, oder des jeweils behandelnden Arztes oder der zuständigen Oberschwester. Leserechte auf diesem Feld haben Verwaltungsstellen, sowie die Mitglieder des therapeutischen Teams selbst. Das gesamte Feld ist verschlüsselt mit Zugang für die Inhaber der Leserechte.

4. Kryptographische Strukturen zur Realisierung des Sicherheitsmodells

Die gleichzeitige Forderung nach digitaler Signatur und Verschlüsselung legt die Verwendung eines Public Key Systems nahe. Im übrigen sind hierbei die Probleme des Schlüsselmanagements leichter beherrschbar als bei herkömmlichen Einschlüsselsystemen.

Als Softwarebasis zur Realisierung des Sicherheitsmodells schlagen wir das Public Domain Paket PGP vor, das auf vielen Servern des INTERNET frei verfügbar und auf allen gängigen Hardware- und Betriebssystemplattformen lauffähig ist. Es verwendet RSA als Public Key Komponente, den IDEA Algorithmus als Blockchiffriersystem und MD5 als kryptographische Hashfunktion. Das Gesamtsystem sowie die einzelnen Softwarekomponenten, die sämtlich im Quelltext verfügbar und ggf. an spezielle Gegebenheiten (z.B. Chipkarteneinsatz) anpaßbar sind, sind über viele Jahre erprobt und Objekt dauernder weltweiter wissenschaftlicher Kontrolle. Leider wurden kryptographische Algorithmen bisher von den Standardisierungsgremien ignoriert, da Geheimdienste und Sicherheitsbehörden den Einsatz „starker Kryptographie" im zivilen Bereich ablehnen. Eine öffentliche Diskussion dieses Themas ist überfällig. Wir nehmen hier den Standpunkt ein, daß der medizinische Datenschutz Anspruch auf die stärksten zur Verfügung stehenden Verfahren haben sollte.

Zur sicheren Aufbewahrung kryptographischer Schlüssel sollte man kryptographische Chipkarten verwenden. Dabei werden auch die anfallenden zahlentheoretischen Rechnungen auf der Chipkarte durchgeführt, so daß der Schlüssel die Karte nie verlassen muß. Wir haben selbst das PGP System mit der RSA-fähigen Philips DX Karte integriert.

Eine wesentliche Komponente des vorgeschlagenen Schlüsselmanagements besteht darin, daß jeder Benutzer seine kryptographischen Schlüssel selbst erzeugt und auf die Chipkarte schreibt; der öffentliche Schlüssel wird dann vom Sicherheitsadministrator unterschrieben dem System zugänglich gemacht. Zum Backup geheimer privater und Systemschlüssel bieten sich Schwellenschemata an: hier werden Teilschlüssel bei unabhängigen Treuhandinstanzen niedergelegt.

5. Personal Digital Assistents

In einer klinischen Umgebung ist es sinnvoll, daß ein Mitglied eines therapeutischen Teams jederzeit über die notwendigen Daten seines Patienten verfügt und auch die seiner Rolle entsprechenden Eintragungen in die Patientenakte machen kann. Ein handelsüblicher Pen-Notebook Rechner bietet sich hier an als besonders leicht zu handhabendes Instrument. Im Handel sind ebenfalls Funkschnittstellen zur LAN-Anbindung erhältlich, so daß dieser „Personal Digital Assistent" auf alle Ressourcen des lokalen (und damit potentiell globalen) Netzwerks zurückgreifen kann. Chipkartenleser sind heute im PCMCIA Format verfügbar und damit in den PDA integrierbar. Auf diese Weise läßt sich der PDA für den jeweiligen Benutzer personalisieren, und die vom oben diskutierten Sicherheitsmodell geforderten kryptographisch abgesicherten Funktionen können realisiert werden, ohne den Benutzer durch besonderen Sicherheitsaufwand zu beeinträchtigen oder abzuschrecken.

Literatur:

[1] Commission of the European Communities DG XIII/F AIM (eds): Data Protection and Confidentiality in Health Informatics. Proceedings of the AIM working conference, Brussels, 19-21 March 1990, IOS Press, Amsterdam

[2] The CEN/CENELEC Security Group: Taxonomy for security standardization, Sept. 1990 Federal Information Processing Standards Publication (19.8.91): Announcing a Digital Signature Standard

[3] Hortmann, M.: Interim Technical Recommendations for Data Protection in CC Computer Systems, AIM-TANIT deliverable No. 3, 1992, Prototype Hardware and Software for Data Protection in CC Computer systems, AIM-TANIT deliverable No.35 (1993)

[4] Kaliski, B.S. Jr.: An Overview of the PKCS standards, Tech. Rep., RSA Data Security, 1994

[5] Micali, S.: Fair Public Key Cryptosystems, Proceedings Crypto'92, Springer LNCS 740

[6] Philips Communication Systems Smart Card DX Reference Manual

[7] Pommerening, K.: Medical Requirements for Data Protection. In: K.Brunnstein and E.Raubold (eds.): 13th World Computer Congress 94, Volume2; S.533-540. Elsevier Science B. V. (North Holland) 1994

[8] Schneier, B.: Applied Cryptography, John Wiley, New York 1994

[9] Zimmermann, Ph.: PGP user and reference manuals, Teil des PGP-Pakets, ftp: //ftp.dsi.unimi.it/pub/security, ftp: //ftp.uni-Bremen.de/pub/security/crypt

Datenschutz in regional verteilten, in Krankenhausinformationssysteme integrierten klinischen Tumorregistern

Bernd Blobel und Joachim Dudeck

Zusammenfassung

Im Tumorzentrum Magdeburg/Sachsen-Anhalt e.V. wird gegenwärtig erfolgreich ein lokal und regional integriertes Tumorregister realisiert. Im Beitrag werden Notwendigkeit und Möglichkeiten der Integration klinischer Tumorregister in Krankenhausinformationssysteme und andere Strukturen diskutiert. Die Schaffung integrierter Strukturen, insbesondere die Einbindung externer Partner in der Region, stellt hohe Anforderungen an die Gewährleistung der Datensicherheit. Im Zusammenhang mit den hochsensiblen administrativen und klinischen Daten krebskranker Patienten muß der Datenschutz besonderen Ansprüchen genügen. Das Datensicherheits- und Datenschutzkonzept des Magdeburger Tumorregisters und seine Realisierung werden vorgestellt. Der Einsatz hardwaregestützter Zugriffssteuerungsverfahren sowie integrierter Datenverschlüsselung in der externen Kommunikation sowie die weiteren Schritte zur Entwicklung sicherer Informationssysteme im Anwendungsbereich werden beschrieben.

1. Einleitung

An der Medizinischen Akademie Magdeburg, dem heutigen Universitätsklinikum, wurde 1990 begonnen, ein offenes verteiltes Krankenhausinformationssystem (KIS) quasi „auf der grünen Wiese" zu konzipieren und schrittweise zu realisieren. Entscheidende Impulse resultierten aus der Kooperation mit den hessischen Universitäten im Rahmen des WING-Projektes [14] zur Entwicklung einer neuen Generation von Krankenhausinformationssystemen.

Beim Aufbau der Tumordokumentation wurde in Magdeburg ungeachtet verschiedener Meinungen von vornherein die Integration des Tumorregisters in das künftige KIS verfolgt [2, 3].

2. Die Tumordokumentation in den neuen Bundesländern

Die Realisierung von medizinischen Registern hatte in den neuen Bundesländern eine gute Tradition, wenngleich bestimmte Formen der Datensammlung und -speicherung sowie Rückinformationen aus den Registerstrukturen teilweise nicht unumstritten waren. An der Magdeburger Hochschule wurden verschiedene Registersysteme entwickelt. Gegenwärtig werden hier das Neugeborenen Screening Sachsen-Anhalts, das regionale Fehlbildungsregister sowie das Klinische Tumorregister betrieben. Im folgenden werden wir uns auf die Tumordokumentation konzentrieren.

1991 legte das Bundesministerium für Gesundheit (BMG) ein Förderprogramm für die weitere Entwicklung von Tumorzentren und onkologischen Schwerpunkten in der Bundesrepublik auf. Die Installation dieser Zentren dient der Sicherung der flächendeckenden Versorgung krebskranker Patienten auf hohem Niveau [8]. Ein wichtiges Instrument der Zentren zur Realisierung dieser Aufgabenstellung ist das Klinische Tumorregister [9].

Dazu realisiert das Klinische Tumorregister

- die durchgängige Dokumentation des Krankheitsgeschehens (erweiterte fach- bzw. organspezifische Dokumentation) mit gleichzeitiger Sicherung der Integrität und Konsistenz der Daten,

- die Unterstützung der Kommunikation der Beteiligten im Rahmen des Betreuungsprozesses durch Bereitstellung der aktuellen und konsistenten Informationen,

- die Unterstützung qualitätssichernder Maßnahmen (Struktur-, Prozeß- Ergebnisqualität) in Struktureinheiten sowie in Kliniken auf der Grundlage einer stark erweiterten Basisdokumentation im Sinne einer internen Qualitätssicherung über das Tumorregister,

- die Optimierung von Diagnostik und Therapie durch interinstitutionelle Vergleiche der zunehmend einbezogenen Einrichtungen (Krankenhäuser und nun auch niedergelassene Ärzte) im Sinne einer externen Qualitätssicherung durch das Tumorregister,

- die Unterstützung organisatorischer Abläufe im Zuge der Krebsversorgung (z.B. Nachsorgeorganisation),

- die Unterstützung ärztlicher Tätigkeiten, wie Arztbriefschreibung, Therapieplanung etc.,

- die statistische Aufbereitung der Daten für gezielte Maßnahmen, Berichterstattungen und Vorhaben (z.B. Investitionen) bzw. zur Klärung von Fragen der jeweiligen Einrichtung,

- Unterstützung von Aus- und Weiterbildung sowie Forschung.

Der Inhalt der Tumorbasisdokumentation, der im Rahmen der ADT (Arbeitsgemeinschaft Deutscher Tumorzentrn) unter Federführung der Arbeitsgruppe zur Koordination Klinischer Krebsregister (AKKK) am Institut für Medizinische Informatik der Universität Gießen erarbeitet wurde, ist in [10] ausführlich beschrieben. Für die erweiterte Basisdokumentation wurde von der AKKK ein Programmsystem entwickelt, das unter dem Namen GTDS (Gießener TumorDokumentationsSystem) bekannt geworden ist [1] und mit dem bereits konzeptionell die Integration der Basisdokumentation in die klinische Umgebung angestrebt wird. Die Dokumentation von Daten erfolgt auf der Grundlage einer freiwilligen Mitarbeit der Ärzte und Einrichtungen und ist an eine schriftliche Einverständniserklärung des Patienten mit Recht auf jederzeitigen Widerruf gebunden. Die Patienten werden über die Dokumentation (klinisch und epidemiologisch) durch die jeweilig behandelnden Ärzte umfassend aufgeklärt. Die epidemiogisch zu verwendenden Daten wurden zunächst an das Gemeinsame Krebsregister der neuen Bundesländer und Berlins, das auf dem Nationalen Krebsregister der ehemaligen DDR aufbaut, adressiert. Durch das, das Krebsregistersicherungsgesetz [11] ablösende, lang erwartete Krebsregistergesetz [12] erhielten diese Aktivitäten ihre langfristige rechtliche Grundlage.

Das GTDS ist ein ORACLE-basiertes Programmsystem, welches unter Nutzung der ORACLE-Tools (SQL*Menu, SQL*Forms und SQL*Report Writer) geschrieben wurde. Nach gründlichen Vorarbeiten zur Schaffung des erforderlichen Umfeldes in den Jahren 1991/92 wurde mit dem GTDS Anfang 1993 am Universitätsklinikum in Magdeburg der Routinebetrieb aufgenommen. Es erwies sich als vorteilhaft für die Einführung und die nachfolgenden Integrationsaktivitäten, daß das Tumorregister an das Institut für Biometrie und Medizinische Informatik, welches zugleich für das KIS-Konzept verantwortlich zeichnet, angebunden ist.

Das Tumorregister wurde sofort in das Rechnernetz des Klinikums eingebunden, so daß im Laufe des Jahres 1993 alle onkologisch tätigen Fachabteilungen über das ausgebaute Kommunikationssystem Online-Zugriff auf das GTDS erhielten. Weiterhin ist die Erhebung der Daten über die aus den „Aachener Erfassungsbögen" hervorgegangenen einheitlichen Dokumentationsbögen möglich. In diesem Zusammenhang ist zu betonen, daß die Prozeßintegration maßgeblich die Akzeptanz und damit die Wirksamkeit eines Informationssystems bestimmt. Folglich ist die Integration der umfassenden Tumordokumentation in den medizinischen und pflegerischen Arbeitsplatz sowie die Ableitung von Registerdaten aus diesen Arbeitsplatzsystemen eine der dringendsten Forderungen zur Entwicklung einer die Versorgung optimal unterstützenden Krebsdokumentation.

Zur Gewährleistung seiner oben beschriebenen Funktionalitäten muß ein Tumorregister verschiedene Kommunikationsbeziehungen realisieren können:

- die Kommunikation mit medizinischen Subsystemen als Komponenten eines KIS (klinische und paraklinische Abteilungssysteme einschließlich der Arbeitsplatzsysteme und der Patientenadministration),

- die Kommunikation mit externen Partnern, wie z.B. Kliniken, Ambulanzen, Praxen, Reha-Einrichtungen und Nachsorgeleitstellen möglichst unter Einbeziehung der dortigen Informationssysteme,

- die Kommunikation mit anderen Registerstrukturen zur Ableitung der dort erforderlichen Daten aus der erweiterten Tumorbasisdokumentation.

Da es sich hierbei um den Austausch hochsensibler medizinischer Daten handelt, hat diese Kommunikation unter besonderer Beachtung der Datensicherheitsaspekte zu erfolgen.

Für die Systemintegration in Informationssystemen gibt es unterschiedliche Realisierungsvarianten [4]. Im Rahmen einer für alle Interessenten offenen Arbeitsgruppe „Schnittstellen" der Arbeitsgemeinschaft der GTDS-Anwender wird an einer HL7-Schnittstelle, d.h. an einer Integration vom Integrationstyp des „Interfacing", gearbeitet. HL7 steht für einen in den USA entwickelten Kommunikationsstandard in der Medizin. Am Magdeburger Universitätsklinikum wurden neben „Interfacing"-Lösungen insbesondere Beispiele der Integration von Integrationstyp „Integration" erprobt. Der Integrationstyp „Integration" strebt nicht nur eine Kommunikation, sondern eine Interoperabilität der Systeme an. Neben Remote Procedure Calls (RPC) und SQL-RPC wurden auch

Middleware-Integrationsprodukte, wie SequeLink von Gnosis, eingesetzt [5]. Da es sich
bei ORACLE um ein nicht offenes Produkt handelt, sind zur Einbindung von SequeLink
aufwendige Eingriffe in der Applikation, die die Wartbarkeit des Produktes erschweren,
erforderlich. Der Anwenderzugriff auf das GTDS geschieht zunächst noch mittels Ter-
minalemulation. Die Umstellung auf WINDOWS-basierte Clients wird durch die
AKKK gegenwärtig vorbereitet.

3. Magdeburger Aktivitäten für ein sicheres Tumorregister

Das Magdeburger Tumorregister ist eines der Subsysteme im Magdeburger KIS. Derzeit
arbeiten 12 Kliniken der Universität, 16 Kliniken 8 externer Krankenhäuser aus dem
Regierungsbezirk Magdeburg sowie 3 niedergelassene Ärzte im Tumorregister mit. Gegenwärtig wird die Einbindung aller niedergelassenen Ärzte über im Aufbau befindliche
Nachsorgeleitstellen der Kassenärztlichen Vereinigung Sachsen-Anhalt vorbereitet.
Durch diesen Schritt und durch die abgestimmte Arbeit mit den Tumorzentren Halle
und Dessau kommen wir somit der Zielstellung einer durchgängigen und flächendek-
kenden Unterstützung der Versorgung Krebskranker mittels der Tumordokumentation
ein großes Stück näher. Die im Zuge des Krebsregistergesetzes zu erarbeitenden Gesetze, Verordnungen und Regelungen der Länder können und sollten diesen Prozeß nachhaltig unterstützen. Das betrifft auch den unbedingt erforderlichen Abgleich mit den
Totenscheinen aus den Einwohnermelderegistern. Die Hälfte sowohl der internen als
auch der externen Einrichtungen nutzt dabei das GTDS im Online-Betrieb. Für das KIS,
insbesondere aber für das Tumorregister wurde ein Datensicherheitskonzept erarbeitet,
welches schrittweise verwirklicht wird. Dabei ist auf die Dynamik solcher Prozesse im
Zuge rechtlicher, organisatorischer und technologischer Veränderungen hinzuweisen,
die stete Reaktionen im Datensicherheitsmanagement erfordern.

Grundlage aller Aktivitäten war eine Modellierung der jeweiligen Informationssysteme
mittels sogenannter Informations- bzw. Prozeßmodelle [5]. Dabei gebührt der Wech-
selwirkung der verschiedenen Sichten auf das Prozeßmodell, dem Organisations- oder
Strukturmodell, dem Funktionsmodell, dem Datenmodell und dem Datensicherheitsmodell, besondere Beachtung [6]. Das Modellcharakter tragende Datensicherheitskonzept
des Magdeburger Tumorregisters ist für den Anwender weitgehend transparent. Not-

wendige Einschränkungen waren zu minimieren. Aus den Datensicherheitsmaßnahmen durften keine spürbaren Performanceeinbußen resultieren. Über nahezu alle inhaltlichen, organisatorischen und technischen Prozesse können Protokolle angelegt werden. Diese Maßnahme zur Gewährleistung des medizinischen Datenschutzes ist in ihrer Kontrolle/Auswertung jedoch sensibel zu gebrauchen, da hieraus Risiken in der informationellen Selbstbestimmung der Anwender (Überwachung der Arbeitswelt) entstehen könnten.

In der ersten Stufe der Realisierung eines Datensicherheitsmanagementes im Tumorregister in den Jahren 1992/1993 konzentrierten wir uns auf die weitgehend sichere Zugriffssteuerung.

Im organisatorischen Umfeld wurde zunächst eine Minimierung des Personenkreises, der Zugriff auf das Tumorregister erhält, vorgenommen. Außerdem wurde das Produktionssystem strikt vom Test- und Schulungssystem getrennt (zwei separate Rechner). Alle Server (Datenbankserver, Applikationsserver, Kommunikationsrechner) sind als Sicherheitsbereiche zu realisieren.

Das Zugriffsmanagement wurde mehrstufig realisiert. Bereits über die Topologie des Rechnernetzes wird dem Datenschutz Rechnung getragen. Neben einer Strukturierung der Ressourcen unter Beachtung organisatorischer, funktioneller und datensicherheitsbezogener Aspekte entsprechend dem Modellansatz werden die Sicherheitsdienste moderner Kommunikationssysteme eingesetzt. Hierzu zählen

- die Sicherheitsfunktionen der eingesetzten Kommunikationstechnik von SynOptics, wie Lattis-Secure und Allowed Nodes (Schicht 2 des ISO-OSI-Schichtenmodells der Kommunikation zwischen offenen Systemen),

- das Routing für alle subnetzübergreifenden Kommunikationsprotokolle (TCP/IP, IPX), wobei Adress-Filter (Access Lists) und IP-Dienst-Filter zum Einsatz kommen (ISO-OSI-Schicht 3).

Auf der Betriebssystemebene werden die Zugriffsschutzmechanismen des Server-Betriebssystems (UNIX Security) bzw. des LAN-Betriebssystems (Netware Security) genutzt. Über diese Maßnahmen hinaus müssen alle Anwendungssysteme über Zugriffsschutzmechanismen verfügen. Beim Zugriffsschutz über Paßwort wird in vernünftigem Rhythmus ein Paßwortwechsel erzwungen. Alle nichtautorisierten Zugriffsversuche werden protokolliert.

Das GTDS unterstützt wie jedes moderne Informationssystem die Einzelzuweisung funktioneller Rechte und die Gruppenzuweisung von Zugriffsrechten. Vom Eigentümer der Daten [5] (Produzent der Information) kann anderen Systemanwendern das Leserecht auf die eigenen Daten und das patientenbezogene Schreibrecht (weiteres Schreiben in den Datensatz, nicht aber das Schreiben/Updaten fremder Daten) sowie die Rechteübertragung an Dritte zugewiesen werden. Rechte können dabei immer nur gegeben, aber nie genommen werden. Diese Verfahrensweise entspricht der einer logischen Überweisung. Ein hierarchisches Rechtemanagement (Einzelpersonen, Gruppen, Struktureinheit, ...), wie es im Kernel des Magdeburger KIS realisiert ist, wird z.Z. vorbereitet.

Im rechtlichen, strukturellen und funktionellen Rahmen der medizinischen Versorgung in arbeitsteilig organisierten Einrichtungen des Gesundheits- und Sozialwesens gelten unterschiedliche Zugriffssteuerungsszenarien [6, 13]. Sie begründen einerseits die relativ statische (aber prinzipiell veränderliche), von den funktionellen und strukturellen Bedingungen determinierte Zugriffssteuerung unter Berücksichtigung der Hierarchien im Sinne des „Mandatory Access". Zum anderen gebietet die Zweckbindung der Sammlung, Speicherung und Verarbeitung medizinischer Informationen eine zeitlich begrenzte, auf bestimmte dynamische Gruppen bezogene Zugriffssteuerung im Sinne des „Discretionary Access". Die Zugriffe lassen sich regelbasiert oder in kleinen Systemen über die Definition umfassender Zugriffsmatrizen steuern. Im Falle der Tumordokumentation liegen krankheitsgruppenbezogene Verhältnisse mit klarem Zweckbezug vor, so daß die dynamische Zugriffssteuerung vernachlässigt werden kann. Daneben müssen die Daten in der Dokumentation nach Sicherheit und Relevanz der Informationen hinsichtlich der Rechte differenziert behandelt werden können. Es müssen gestaffelte Zugriffsrechte für nicht kommunizierbare (z.B. Notizen nur für Eigentümer), teilkommunizierbare (z.B. detaillierte Anamnese nur für Gruppe) und vollkommunizierbare (z.B. Diagnose und Therapie) Informationen existieren.

Die Kommunikation des Campusnetzes mit der Außenwelt erfolgt über einen separaten Kommunikationsserver mit den Sicherungsmechanismen des Kommunikationssystems. Für den Systemzugang unserer externen Partner über das öffentliche Netz der Telecom wurde im Sommer 1993 gemeinsam mit dem jungen Magdeburger Unternehmen Liske ein Pilotvorhaben der sicheren Kommunikation aufgelegt, welches im deutschen Gesundheitswesen bis heute ohne Beispiel ist. Dabei wird eine hardwaregestützte Zu-

---

[5] Hier und im weiteren im Beitrag nicht im datenschutzrechtlichen Sinne gebraucht.

griffssicherung über das Modem-Zugriffssteuerungssystem MACS (Modem Access Control System) der Firma FAST ComTec (München) realisiert (Bild 1).

Zum Schutz der Daten beim Fernzugriff wird durch das MACS eine hardwaregestützte Verschlüsselung (2 MBit/s) nach dem DES (Data Encryption Standard) des US-Verteidigungsministeriums durchgeführt. Bild 2 erläutert die Konfiguration und die dem

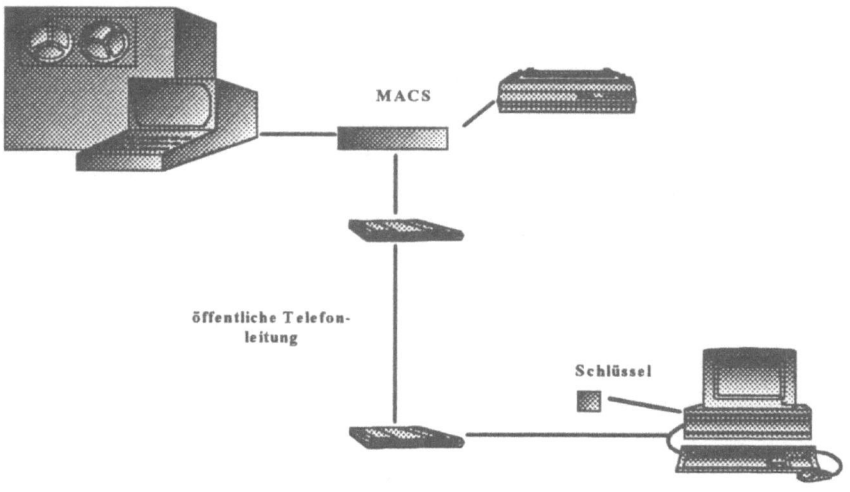

Bild 1: MACS-Schema

MACS analoge Funktionsweise des NACS (Network Access Control System) der gleichen Firma.

Analoge Produkte werden u.a. auch von der Firma Dornier (Friedrichshafen) in Form des SECCOM-Systems angeboten.

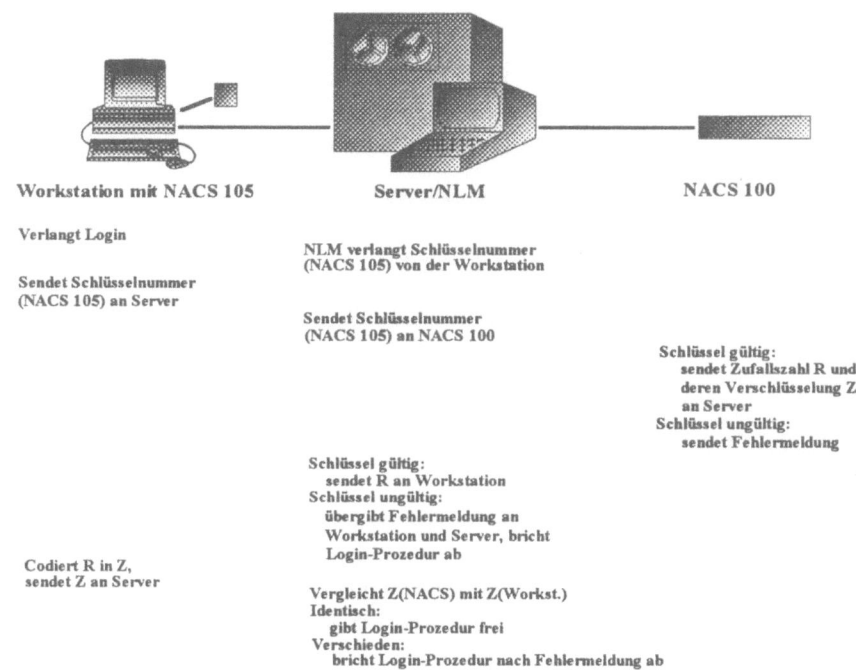

Workstation mit NACS 105　　　　**Server/NLM**　　　　**NACS 100**

Verlangt Login

　　　　　　　　　　NLM verlangt Schlüsselnummer
　　　　　　　　　　(NACS 105) von der Workstation

Sendet Schlüsselnummer
(NACS 105) an Server

　　　　　　　　　　Sendet Schlüsselnummer
　　　　　　　　　　(NACS 105) an NACS 100

　　　　　　　　　　　　　　　　　　Schlüssel gültig:
　　　　　　　　　　　　　　　　　　　　sendet Zufallszahl R und
　　　　　　　　　　　　　　　　　　　　deren Verschlüsselung Z
　　　　　　　　　　　　　　　　　　　　an Server
　　　　　　　　　　　　　　　　　　Schlüssel ungültig:
　　　　　　　　　　　　　　　　　　　　sendet Fehlermeldung

　　　　　　　　　　Schlüssel gültig:
　　　　　　　　　　　　sendet R an Workstation
　　　　　　　　　　Schlüssel ungültig:
　　　　　　　　　　　　übergibt Fehlermeldung an
　　　　　　　　　　　　Workstation und Server, bricht
　　　　　　　　　　　　Login-Prozedur ab

Codiert R in Z,
sendet Z an Server

　　　　　　　　　　Vergleicht Z(NACS) mit Z(Workst.)
　　　　　　　　　　Identisch:
　　　　　　　　　　　　gibt Login-Prozedur frei
　　　　　　　　　　Verschieden:
　　　　　　　　　　　　bricht Login-Prozedur nach Fehlermeldung ab

Bild 2: NACS-Schema

4. Perspektiven

Für die Zukunft wird angestrebt, die Kommunikation und Speicherung sensibler Daten prinzipiell verschlüsselt vorzunehmen. Außerdem soll die Identifikation, Authentifikation und Kommunikation für die Kommunikationspartner sicherer und einfacher gestaltet sowie die Integrität und amtliche Freigabe der Information durch die Verwendung der digitalen Signatur gewährleistet werden. Eingeschlossen sind auch die Dienste TTP-Strukturen. Aus diesem Grunde wurde im Dezember 1994 ein Proposal-Entwurf für das 4. Rahmenprogramm der EU zum Telematics-Programm erarbeitet. In diesem Kontext soll das Magdeburger Tumorregister als regionaler Demonstrator für „Sicher kommunizierende und kooperierende Informationssysteme auf der Grundlage von Professional Cards und TTP-Strukturen" realisiert werden [7].

Literatur

[1]   Altmann, U., Katz, F., Müller, J., Wächter, W., Dudeck, J.: Die Entwicklung eines Tumordokumentationssystems für Klinische Krebsregister. In: J. Michaelis, G. Hommel, Wellek, S. (hsg.): Europäische Perspektiven der Medizinischen Informatik, Biometrie und Epidemiologie. MMV Medizin Verlag, Müchen (1993) 41-44

[2]   Blobel, B., Läuter, J.: Das Tumorregister an der MAM - ein Subsystem von WING. WING-Symposium, 6.5.91 Magdeburg

[3]   Blobel, B., Läuter, J.: Das Tumorregister in der MAM als Subsystem des MAM-HIS. Workshop „Informatik in der Medizin", 27.-29.11.91 Warnemünde

[4]   Blobel, B.: Die Realisierung eines integrierten Krankenhausinformationssystems - pro oder contra HL7? In: Michaelis, J., Hommel, G., Wellek, S. (hsg.): Europäische Perspektiven der Medizinischen Informatik, Biometrie und Epidemiologie. MMV Medizin Verlag, Müchen 1993, 384-387

[5]   Blobel, B.: Moderne Architektur für ein integriertes Krankenhausinformationssystem - Grundzüge und Magdeburger Realisierungsbeispiel. In: Pöppl, S.J., Lipinski, H.-G., Mansky, T. (hsg.): Medizinische Informatik - Ein integrierender Teil arztunterstützender Technologien. MMV Medizin Verlag München 1994, 46-49

[6]   Blobel, B.: Offene Informationssysteme in der Medizin: Proceedings der 1. Datensicherheitskonferenz 1-28, München 1994

[7]   Blobel, B.: Trusted Medical Information Systems. Trusted Communicating and Cooperating Information Systems Based on Professional Cards and Trusted Third Party Structures. Proposal (Entwurf) für das 4. Rahmenprogramm der EU - Telematics-Programm. Magdeburg, Dezember 1994

[8]   Bundesministerium für Gesundheit: Anforderungen für Modellvorhaben zur Verbesserung der regionalen onkologischen Zusammenarbeit. Bonn, 13.6.91

[9]   Bundesministerium für Gesundheit: Grundsätze für den Aufbau und Betrieb Klinischer Krebsregister in Behandlungsschwerpunkten zur flächendeckenden regionalen onkologischen Versorgung. Bonn, 17.6.91

[10] Dudeck, J., Wagner, G., Grundmann, E., Hermanek, P. (hsg.): Basisdokumentation für Tumorkranke. Prinzipien und Verschlüsselungsanweisungen für Klinik und Praxis. 4., grundlegend revidierte Auflage, Springer-Verlag Berlin 1994

[11] Gesetz zur Sicherung und vorläufigen Fortführung der Datensammlung des „Nationalen Krebsregisters" der ehemaligen Deutschen Demokratischen Republik (Krebsregistersicherungsgesetz) vom 21.12.1992, BGBl. I, S.2335

[12] Gesetz über Krebsregister (Krebsregistergesetz -KRG) vom 4.11.1994 BGBl. I, S. 3351

[13] Hortmann, M.: Interim Technical Recommendations for Data Protection in CC Computer Systems: Guidelines for the Use of Security Functions. Workpackage PROTEC, AIM Project TANIT. Deliverable No. 3, September 29, 1992

[14] Prokosch, H.-U., Dudeck, J., Junghans, G., Marquardt, K., Sebald, P., Michel, A.: WING - Entering a New Phase of Electronic Data Processing at the Giessen University Hospital. Methods of Information in Medicine 30 (1991) 289-298

Autorenliste

Prof. Dr. Bakker, Albert	Stichting BAZIS, Central Development Support, Group Hospital Informations Systems; Leiden; The Netherlands
Dr. Blobel, Bernd	Otto-von-Guericke-Universität Magdeburg, Medizinische Fakultät, Institut für Biometrie und Medizinische Informatik; Magdeburg
Dr. Dammann, Ulrich	Bundesbeauftragter für den Datenschutz, Referat Grundsatz und Internationales; Bonn
Prof. Dr. Dudeck, Joachim	Justus-Liebig-Universität Gießen, Institut für Medizinische Informatik; Gießen
Dr. Eisinger, Bettina	Gemeinsames Krebsregister der Neuen Bundesländer und Berlin; Berlin
Dr. Engelbrecht, Rolf	GSF-Forschungszentrum, Abt. M2; Oberschleißheim
Dr. Hortmann, Michael	Universität Bremen, Zentrum für Informationstechnologie; Bremen
Dr. Hundsdörfer, Gabriele	Bundesministerium für Gesundheit, Referat 317; Bonn
Kalk, Klaus-Rainer	Landesbeauftragter für den Datenschutz Sachsen-Anhalt; Magdeburg
Prof. Dr. Köhler, Klaus-O.	Deutsches Krebsforschungszentrum Heidelberg, Abt. Medizinische und Biologische Informatik; Heidelberg

Dr. Kuppe, Gerlinde (Ministerin)	Ministerium für Arbeit, Soziales und Gesundheit des Landes Sachsen-Anhalt; Magdeburg
Prof. Dr. Pommerening, Klaus	Johannes-Gutenberg-Universität Mainz, Institut für Medizinische Statistik und Dokumentation; Mainz
Prof. Dr. Reimer, Helmut	TELETRUST Deutschland e.V., Geschäftsstelle Erfurt; Erfurt
Prof. Dr. Rienhoff, Otto	Klinikum der Georg-August-Universität Göttingen, Abteilung Medizinische Informatik; Göttingen
Schubert, Werner (MdB)	Der Deutsche Bundestag; Bonn
Dr. Swart, Enno	Otto-von-Guericke-Universität Magdeburg, Medizinische Fakultät, Institut für Sozialmedizin; Magdeburg
Prof. Dr. Robra, Bernd-Peter	Otto-von-Guericke-Universität Magdeburg, Medizinische Fakultät, Institut für Sozialmedizin; Magdeburg
Tervo-Pellikka, Raija	Ministerium für Gesundheitswesen der Republik Finnland, Bereich für Soziale und Medizinische Informatik; Helsinki; Finnland
Dr. Ulrich, Otto	Bundesamt für Sicherheit in der Informationstechnologie; Bonn
von Jan, Dieter	Der Bayerische Landesbeauftragte für den Datenschutz; München
Dr. Walz, Stefan	Landesbeauftragter für den Datenschutz; Bremen
Prof. Dr. Weise, Wolfgang	Otto-von-Guericke- Universität Magdeburg, Medizinische Fakultät, Universitätsfrauenklinik; Magdeburg

Sachwortverzeichnis

Computerunterstützte Chirurgie

von Stephen Fedtke, Stefan Haßfeld und Joachim Mühling

1994. XII, 368 Seiten und 8 Seiten Farbtafeln. Gebunden.
ISBN 3-528-05425-5

Aus dem Inhalt: Hard- und Software der computerunterstützten Chirurgie – rechtliche Aspekte – U.S.-FDA, Qualitätssicherung – CAS-Software-Entwicklung – Navigationstechnik.

In nahezu allen Disziplinen der Medizin und speziell der Chirurgie ist die Tendenz zum weniger invasiven Operieren feststellbar, wie auch der Drang, die bisherigen Grenzen einzelner Operationsmethoden zu durchbrechen. Die computerunterstützte Chirurgie ist der vielversprechendste Ansatz für das Erreichen dieses Ziels. Das vorliegende Werk legt dar, wie vielfältig und breit die Überlegungen beim Etablieren einer CAS-Umgebung angelegt sein müssen. Neben einer Einführung in die Thematik ist es zugleich Leitfaden für die erfolgreiche Einführung dieser neuen Technologie in die medizinische Arbeitsumgebung. Entsprechend werden sowohl die software-technischen wie auch die rechtlichen Problemstellungen behandelt. Hierzu zählen die Themen FDA, Navigationstechnik, Kaufverträge für Geräte in gleicher Weise.

Über die Autoren: Stephen Fedtke ist Fachbuchautor und unter anderem im Bereich medizinischer Software-Entwicklung tätig. Dr. Stefan Haßfeld ist Leiter des Forschungsschwerpunktes computerunterstützte Chirurgie der Klinik für Mund-Kiefer-Gesichtschirurgie der Ruprecht-Karls-Universität in Heidelberg. Prof. Dr. Dr. Joachim Mühling ist ärztlicher Direktor der selben Klinik.

Verlag Vieweg · Postfach 15 46 · 65005 Wiesbaden

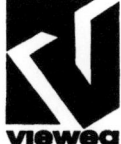

vieweg

Verläßliche IT-Systeme

von Hans H. Brüggemann und Waltraud Gerhardt-Häckl

1995. X, 370 Seiten. (DuD-Fachbeiträge; Bd. 22; hrsg. von Rihazcek, Karl/Schmitz, Paul/Meister, Herbert) Gebunden. ISBN 3-528-05483-2

Aus dem Inhalt: Die Tagung „Verläßliche IT-Systeme VIS '95" der Fachgruppe 2.5.3 der Gesellschaft für Informatik (GI) gibt einen Überblick über aktuelle Arbeiten auf dem Gebiet der Entwicklung sicherer, zuverlässiger Systeme der Informations- und Kommunikationstechnik. Außer einem besseren Verständnis von Einzelaspekten bietet sich hier die Möglichkeit, eine Brücke von der Theorie zur Praxis, von gesellschaftlichen Anforderungen zu technischen Realisierungen zu schlagen. Nur so können unkalkulierbare Risiken in der Nutzung gegenwärtiger und kommender Technologien rechtzeitig erkannt und beherrschbar werden.

Über die Autoren: Dr. Hans H. Brüggemann ist wissenschaftlicher Mitarbeiter im Institut für Informatik der Universität Hildesheim. Prof. Dr. Waltraud Gerhardt-Häckl ist Inhaberin des Lehrstuhles Datenbanksysteme an der TU Delft.

Verlag Vieweg · Postfach 15 46 · 65005 Wiesbaden

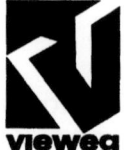

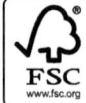